王陇德总主编　　健康9元书系列

痛风饮食营养黄金法则

杨勤兵 陈伟 石劢　编著

U0388911

金盾出版社

内 容 提 要

本书详细介绍了痛风患者的饮食营养治疗九则(包括控制饮食中的嘌呤含量和限制蛋白质、饱和脂肪酸的摄入等),痛风营养误区九则(包括对痛风饮食治疗的错误认识),痛风患者的食物选择九则,重点推荐了痛风患者适宜食用的九种美味佳肴。其内容通俗易懂,科学实用,适合痛风患者及其家属阅读参考。

图书在版编目(CIP)数据

痛风饮食营养黄金法则/杨勤兵,陈伟,石劢编著 . -- 北京 : 金盾出版社,2012.5
　(健康9元书系列/王陇德总主编)
　ISBN 978-7-5082-7600-7

Ⅰ.①痛… Ⅱ.①杨…②陈…③石… Ⅲ.①痛风—食物疗法 Ⅳ.①R247.1

中国版本图书馆 CIP 数据核字(2012)第 081766 号

金盾出版社出版、总发行
北京太平路 5 号(地铁万寿路站往南)
邮政编码:100036 电话:68214039 83219215
传真:68276683 网址:www.jdcbs.cn
北京燕华印刷厂印刷、装订
各地新华书店经销
开本:787×930 1/32 印张:3.25 字数:43 千字
2012 年 5 月第 1 版第 1 次印刷
印数:1～50 000 册 定价:9.00 元

编 委 会

总 主 编
王陇德

副总主编
胡大一　瞿　佳　洪昭光　向红丁

编　委
（以姓氏笔画为序）

王爱华　向　阳　余　震　张文瑾
张秀华　杨新春　陈　伟　陈肖鸣
陈　浩　姚　鹏　贾福军　郭冀珍
高　珊　麻健丰　薛　延

序

随着经济的发展,时代的进步,医疗卫生水平的提高,我国疾病谱发生了很大变化,预防为主的观念也在变化。过去讲预防为主,主要是预防传染病,因为传染病是当时居民的主要死亡因素。近些年来,虽然传染病得到有效控制,可是脑卒中、冠心病、高血压、糖尿病等慢性病却成为影响居民健康的主要因素。2008年公布的"我国居民第三次死因抽样调查结果"显示,脑血管病已成为我国国民第一位的死亡原因,死亡率是欧美国家的4~5倍、日本的3.5倍,甚至高于泰国、印度等发展中国家。《中国心血管病报告2010》显示,目前全国有高血压患者2亿人,成为严重威胁我国人民健康的主要疾病。然而,我国人群高血压的知晓率、治疗率和控制率仅分别为30.2%、24.7%和6.1%,仍处于较低水平。高血压不仅是一个独立的疾病,也是脑卒中、冠心病、肾衰竭和眼底病变的主要危险因素。高血压患者还常常伴有糖尿病等慢性疾患。

当前,造成我国国民慢性疾病上升的主要原因有:

不健康的生活方式:除了平均寿命延长以外,另一个主要原因就是长期不健康的生活方式。不健康的生活方式助长了慢性病的高发和威胁。很多人长期大鱼大肉,摄入过多的热能,加之不良的生活习惯,如过量饮酒、吸烟、身体活动不足,导致肥胖、血管硬化等。这些都是慢性疾病的主要危险因素。

健康素养水平较低:人民的健康知识并未随着生活水平的提高而增多。中国健康教育中心(卫生部新闻宣传中心)公布的我国首次居民健康素养调查结果显示,我国居民具备健康素养的总体水平为6.48%,即每100人中仅有不到7人具备健康素养。本次调查就科学健康观、传染病预防、慢性病预防、安全与急救、基本医疗5类健康问题相关素养现状进行了分析。结果表明,慢性病预防素养水平最低,仅为4.66%。

养生保健中的误区:由于健康知识的不足,人们在养生保健中的误区也十分常见,如蛋黄里含有大量的胆固醇,血脂高的人群不能吃蛋黄;水果是零食,可吃可不吃;爬山是中老年人最好的锻炼;闻鸡起舞,中老年人晨练好处多等。这些误区不仅起不到保健的作用,而且可能造成对健康的损害。

由此可见,改变人们不科学的生活方式,提高群众的健康知识水平显得尤其重要。金盾出版社邀我组织编写一套防病治病和养生保健类的科普图书。《健康9元书系列》正是秉承了这一使命,将深奥的医学科学知识转化为通俗易懂的老百姓的语言,将科学的健康知识呈现给大家,正确指导群众的保健行为。《健康9元书系列》共50种,编写此套系列丛书的50余位作者中,既有胡大一、洪昭光、向红丁等一批全国知名的大专家,也有活跃在基层医院临床第一线的中青年专家。他们都拥有扎实的医学理论基础和丰富的临床经验。更为难能可贵的是，他们除了做好自己的医疗、教学和科研工作以外，都热衷于健康科普宣传工作，花费了大量的业余时间编写这套系列丛书。这套系列书从常见病的防治到科学的养生保健方法，从慢性疾病的营养配餐到心理保健，涉及面广，实用性强，让读者看得懂，学得会，用得上。希望通过《健康 9 元书系列》的出版，为我国民众的健康知识教育和健康水平的提高贡献一份力量。

中华预防医学会会长
中国工程院院士

2012 年 4 月于北京

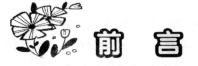 前 言

痛风是一种由于嘌呤生物合成增加,尿酸产生过多或排泄不良而致血中尿酸升高,尿酸盐结晶沉积在关节滑膜、滑囊、软骨及其他组织中引起的反复发作性炎性疾病。本病以关节液和痛风石中可找到有双折光性的单水尿酸钠结晶为其特点。其临床特征为:高尿酸血症及尿酸盐结晶、沉积所致的特征性急性关节炎、痛风石、间质性肾炎,严重者见关节畸形及功能障碍,常伴尿酸性尿路结石,以及在病程后期出现肾尿酸结石和痛风性肾实质病变。男性多发(95%),女性一般在绝经后常见,因为雌激素对尿酸的形成有抑制作用;但是在更年期后会增加发作几率。高尿酸血症与痛风的发生无直接关系,只是高尿酸有更高发生痛风的几率。一些人高尿酸血症一生都不会引发痛风,而一些人在发现高尿酸血症一周或者一个月之内会发生第一次痛风。第一次痛风发作后一般会有1~2年的间歇期,也有10年间歇期者(5%)。期间需积极治疗,预防痛风石的形成。

由于尿酸在人体血液中浓度过高,在软组织(如关节膜或肌腱里)形成针状结晶,导致身体免疫系统过度反应(敏感)而造成痛苦的炎症。一般发作部位为拇指关节、踝关节、膝关节等。长期痛风患者有发作于手指关节,甚至耳郭等软组织部分的病例。急

性痛风发作部位出现红、肿、热、剧烈疼痛，一般多在子夜发作，可使人从睡眠中痛醒。痛风初期，发作多见于下肢。痛风可引起肾脏损害。据统计，痛风患者20％～25％有尿酸性肾病；而经尸检证实，有肾脏病变者几乎为100％，包括痛风性肾病、急性梗阻性肾病和尿路结石。

痛风可由饮食，天气变化（如温度、气压突变），外伤等多方面引发。饮酒容易引发痛风，因为酒精在肝组织代谢时，大量吸收水分，使血浓度加强，使得原来已经接近饱和的尿酸，加速进入软组织形成结晶，导致身体免疫系统过度反应（敏感）而造成炎症。饮食营养治疗的目的是通过限制高嘌呤食物，采取适当摄入能量，限制高脂肪和高蛋白质饮食，禁酒，供应充足水分，减少外源性的核蛋白，降低血清尿酸水平并增加尿酸的排出，以防止痛风的急性发作，减少药物用量。

笔者根据当前国内外对本病的一些科研成果和临床经验，编写了这本《痛风饮食营养黄金法则》小册子，旨在希望广大读者，尤其痛风患者，遵照黄金法则，科学饮食，使痛风减少发作。

杨勤兵

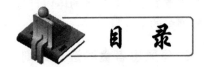

目 录

一、痛风饮食营养治疗黄金九则

二、痛风饮食营养误区九则

三、痛风患者食物选择九则

四、推荐九种美味佳肴

一、痛风饮食营养治疗黄金九则

(一)控制膳食中的嘌呤摄入量

嘌呤是存在人体内的一种物质,主要以嘌呤核苷酸的形式存在,在作为能量供应、代谢调节及组成辅酶等方面起着十分重要的作用。嘌呤是有机化合物,分子式 $C_5H_4N_4$,无色结晶,经过一系列代谢变化,最终形成的产物叫尿酸,过高就会引起痛风。海鲜、动物肉的嘌呤含量都比较高,所以有痛风的患者除用药物治疗外(医治痛风的药物一般对肾都有损害),更重要的是平时注意忌口。

痛风的定义是人体内有一种叫做嘌呤的物质的新陈代谢发生了紊乱,尿酸(嘌呤的氧化代谢产物)的合成增加或排出减少,造成高尿酸血症,当血尿酸浓度过高时,尿酸即以钠盐的形式沉积在关节、软组织、软骨和肾脏中,引起组织的异物炎性反应,就叫痛风。由此可见,痛风形成的主因就是这个嘌呤。这就是为什么痛风要查嘌呤的原因。

1. 嘌呤的来源 人体内的嘌呤分为内源性和外源性两种。内源性嘌呤80%来自核酸的氧化分解;外源性嘌呤主要来自食物摄取,占总嘌呤的 20%。在正常情况下,人体内产生的尿酸 2/3 由肾脏排出,1/3 从肠道排出。

体内尿酸是不断地生成和排泄的,因此它在血液中维持一定的浓度。正常人血中所含的尿酸,男性为 0.42 毫摩尔/升以下,女性则不超过 0.357 毫摩尔/升。在嘌呤的合成与分解过程中,有多种酶的参与,由于酶的先天性异常或某些尚未明确的因素,代谢发生紊乱,使尿酸的合成增加或排出减少,结果均可引起高尿酸血症。当血尿酸浓度过高时,尿酸即以钠盐的形式沉积在关节、软组织、软骨和肾脏中,引起组织的异物炎症反应,成了引起痛风的祸根。

(1)嘌呤核苷酸的合成代谢:体内嘌呤核苷酸的合成有两条途径;一是从头合成途径,一是补救合成途径,其中从头合成途径是主要途径。

①嘌呤核苷酸的从头合成。肝是体内从头合成嘌呤核苷酸的主要器官,其次是小肠黏膜和胸腺。嘌呤核苷酸合成部位在胞液,合成的原料包括磷酸核糖、天冬氨酸、甘氨酸、谷氨酰胺、一碳单位及二氧化碳等。主要

反应步骤分为两个阶段:首先合成次黄嘌呤核苷酸(IMP),再转变成腺嘌呤核苷酸(AMP)与鸟嘌呤核苷酸(GMP)。嘌呤环各元素来源如下:N_1 由天冬氨酸提供,C_2 由 N_{10}-甲酰 FH_4 提供 C_8 由 N_5、N_{10}-甲炔 FH_4 提供,N_3、N_9 由谷氨酰胺提供,C_4、C_5、N_7 由甘氨酸提供,C_6 由 CO_2 提供。嘌呤核苷酸从头合成的特点是:嘌呤核苷酸是在磷酸核糖分子基础上逐步合成的,不是首先单独合成嘌呤碱然后再与磷酸核糖结合的。反应过程中的关键酶包括 5-磷酸核糖-1-焦磷酸酰胺转移酶、5-磷酸核糖-1-焦磷酸合成酶。5-磷酸核糖-1-焦磷酸酰胺转移酶是一类变构酶,其单体形式有活性,二聚体形式无活性。次黄嘌呤核苷酸、腺嘌呤核苷酸及鸟嘌呤核苷酸使活性形式转变成无活性形式,而 5-磷酸核糖-1-焦磷酸则相反。从头合成的调节机制是反馈调节,主要发生在以下几个部位:嘌呤核苷酸合成起始阶段的 5-磷酸核糖-1-焦磷酸合成酶和 5-磷酸核糖-1-焦磷酸酰胺转移酶活性可被合成产物次黄嘌呤核苷酸、腺嘌呤核苷酸及鸟嘌呤核苷酸等抑制;在形成腺嘌呤核苷酸和鸟嘌呤核苷酸过程中,过量的腺嘌呤核苷酸控制腺嘌呤核苷酸的生成,不影响鸟嘌呤核苷酸的合成;过量的鸟嘌呤核苷酸控制鸟嘌呤核苷酸的生成,不影响腺嘌呤核苷酸的合成;次黄嘌呤核苷酸转变成腺嘌呤核苷酸时需要三磷鸟苷,而次黄嘌呤核苷酸转变成鸟嘌呤核苷酸时需要三磷腺苷。

②嘌呤核苷酸的补救合成。反应中主要酶包括腺嘌呤磷酸核糖转移酶(APRT),次黄嘌呤-鸟嘌呤磷酸核糖转移酶(HGPRT)。嘌呤核苷酸补救合成的生理意义:节省从头合成时能量和一些氨基酸的消耗;体内某些组织器官,如脑、骨髓等由于缺乏从头合成嘌呤核苷酸的酶体系,而只能进行嘌呤核苷酸的补救合成。

(2)嘌呤核苷酸的相互转变:次黄嘌呤核苷酸可以转变成腺嘌呤核苷酸和鸟嘌呤核苷酸,腺嘌呤核苷酸和鸟嘌呤核苷酸也可转变成次黄嘌呤核苷酸。腺嘌呤核苷酸和鸟嘌呤核苷酸之间可相互转变。

(3)脱氧核苷酸的生成:体内的脱氧核苷酸是通过各自相应的核糖核苷酸在二磷酸水平上还原而成的。核糖核苷酸还原酶催化此反应。

(4)嘌呤核苷酸的抗代谢物

①嘌呤类似物。6-巯基嘌呤、6-巯基鸟嘌

呤、8-氮杂鸟嘌呤等。6-巯基嘌呤应用较多，其结构与次黄嘌呤相似，可在体内经磷酸核糖化而生成 6-巯基嘌呤核苷酸，并以这种形式抑制次黄嘌呤核苷酸转变为腺嘌呤核苷酸及鸟嘌呤核苷酸的反应。

②氨基酸类似物。氮杂丝氨酸和 6-重氮-5-氧正亮氨酸等，结构与谷氨酰胺相似，可干扰谷氨酰胺在嘌呤核苷酸合成中的作用，从而抑制嘌呤核苷酸的合成。

③叶酸类似物：氨蝶呤及甲氨蝶呤（MTX）都是叶酸的类似物，能竞争抑制二氢叶酸还原酶，使叶酸不能还原成二氢叶酸及四氢叶酸，从而抑制了嘌呤核苷酸的合成。

综上所述，人体嘌呤摄入量，应每日严格限制在 150 毫克以下。急性关节炎期，须禁用一切含嘌呤高的食物。

(二)适当摄入能量

1. 食物的能量

（1）能量概念：人体每时每刻都在消耗能量，这些能量是由食物中的产热营养素提供的。食物中能产生能量的营养素有蛋白质、脂肪和碳水化合物。它们经过氧化产生能量供身体维持生命、生长发育和运动。能量供给过多时，多余的能量就会变成脂肪贮存起来,时间久了,身体就胖起来了。

(2)能量单位:营养学中用"千卡"作为能量的单位。1千卡是1 000克水由15℃升高1℃所需要的能量

能量消耗的途径主要有三个部分,第一部分是基础代谢率,占了人体总能量消耗的65%～70%;第二部分是身体活动,约占总能量消耗的15%～30%;第三部分是食物的热效应,占的比例最少约10%,这三者的比例大致已经固定。

(3)能量来源:饮食中可以提供能量的营养素是碳水化合物、脂肪、蛋白质、酒精、有机酸等。它们所含的能量,以每克为单位,分别是:碳水化合物4千卡、脂肪9千卡、蛋白质4千卡、酒精7千卡、有机酸2.4千卡。

(4)计算食物或饮食所含的能量:首先要知道其中能量营养素的重量,然后利用以下公式计算。

能量(千卡)=糖克数×4＋蛋白质克数×4＋脂肪克数×9＋酒精克数×7＋机酸数×2.4＝能量的消耗

(5)成年人能量消耗:基础代谢量、活动量、食物热效应;成长阶段与怀孕阶段还需要额外的能量以供建构组织。

(6)高尿酸血症及痛风患者的能量需要量:每日 25～30 千卡/千克体重。因患者多肥胖,应设法达到理想体重,减少能量应循序渐进,切忌猛减,否则易导致酮症。因酮体与尿酸竞争排出,减少了尿酸的排出,痛风易发作。

人体的一切生命活动都需要能量,如物质代谢的合成反应、肌肉收缩、腺体分泌等。而这些能量主要来源于食物。动、植物性食物中所含的营养素可分为:碳水化合物、脂类、蛋白质、矿物质和维生素,加上水则为六大类。其中,碳水化合物、脂肪和蛋白质经体内氧化可释放能量。三者统称为"产能营养素"或"热源质"。通常每克碳水化合物、脂肪、蛋白质在人体内平均可产生代谢能量分别为 4 千卡、9 千卡、4 千卡。同时,一般情况下一个人在 5～7 日的能量摄入量等于消耗量。

2. 正常需要　中国营养学会 2000 年提出中国居民膳食能量参考摄入量指出:成年男性轻、中体力劳动者每日需要能量为 2 400～2 700 千卡;女性轻、中体力劳动者每日需要能量为 2 100～2 300 千卡。婴儿、儿童和青少年、孕妇和乳母、老年人各自的生理特点不同,能量需要也不尽相同。

3. 缺乏症 人体每日摄入的能量不足,机体会运用自身储备的能量,甚至消耗自身的组织以满足生命活动的能量需要。人长期处于饥饿状态,在一定时期内机体会出现基础代谢降低、体力活动减少和体重下降以减少能量的消耗,使机体产生对于能量摄入的适应状态。此时,能量代谢由负平衡达到新的低水平上的平衡。其结果引起儿童生长发育停滞,成年人消瘦和工作能力下降。

4. 过量表现 能量摄入过剩,则会在体内贮存起来。人体内能量的贮存形式是脂肪,脂肪在体内的异常堆积,会导致肥胖和机体不必要的负担,并可成为心血管疾病、某些癌症、糖尿病等流行性疾病的危险因素。

5. 食物来源 人体的能量来源是食物中的碳水化合物、脂类和蛋白质。这三类营养素普遍存在于各种食物中。粮谷类和薯类食物碳水化合物较多,是膳食能量最经济的来源;油料作物富含脂肪;动物性食物一般比植物性食物含有更多的脂肪和蛋白质;但大豆和硬果类例外,它们含丰富的油脂和蛋白质;蔬菜和水果一般含量较少。

处于生长发育期的婴儿、儿童青少年,孕

妇和泌乳的乳母,康复期的患者等,其一天的能量摄入中还有一部分用于组织增长和特殊的生理变化。

(三)限制蛋白质的摄入量

蛋白质是生命的物质基础,没有蛋白质就没有生命。因此,它是与生命及各种形式的生命活动紧密联系在一起的物质。机体中的每一个细胞和所有重要组成部分都有蛋白质参与。蛋白质占人体重量的 $16\% \sim 20\%$,即一个 60 千克重的成年人其体内有蛋白质 $9.6 \sim 12$ 千克。人体内蛋白质的种类很多,性质、功能各异,但都是由 20 多种氨基酸按不同比例组合而成的,并在体内不断进行代谢与更新。蛋白质是由 α-氨基酸按一定顺序结合形成一条多肽链,再由一条或一条以上的多肽链按照其特定方式结合而成的高分子化合物。蛋白质就是构成人体组织器官的支架和主要物质,在人体生命活动中,起着重要作用。每天的饮食中蛋白质主要存在于瘦肉、蛋类、豆类及鱼类中。

蛋白质在胃液消化酶的作用下,初步水解,在小肠中完成整个消化吸收过程。氨基酸的吸收通过小肠黏膜细胞,是由主动运转系统进行,分别转运中性、酸性和碱性氨基

酸。在肠内被消化吸收的蛋白质,不仅来自
于食物,也有肠黏膜细胞脱落和消化液的分
泌等,每天有 70 克左右蛋白质进入消化系
统,其中大部分被消化和重吸收。未被吸收
的蛋白质由粪便排出体外。

1. 蛋白质的生理功能

(1)结构物质:构成和修复组织、调节生
理功能和供给能量。蛋白质是构成机体组
织、器官的重要成分,人体各组织、器官无一
不含蛋白质。同时,人体内各种组织细胞的
蛋白质始终在不断更新,只有摄入足够的蛋
白质方能维持组织的更新,身体受伤后也需
要蛋白质作为修复材料。

(2)功能物质:血红蛋白携氧,肌纤蛋白
收缩,抗体的免疫,载体的运输,酶的催化,激
素的调节;糖蛋白的识别功能。

(3)能源物质:这是次要功能。

(4)过多摄入的危害:蛋白质,尤其是动
物性蛋白摄入过多,对人体同样有害。

①过多的动物蛋白质的摄入,就必然摄
入较多的动物脂肪和胆固醇。

②蛋白质过多本身也会产生有害影响。
正常情况下,人体不储存蛋白质,所以必须将
过多的蛋白质脱氨分解,氮则由尿排出体外,

这加重了代谢负担,而且这一过程需要大量水分,从而加重了肾脏的负荷,若肾功能本来不好,则危害就更大。过多的动物蛋白摄入,也造成含硫氨基酸摄入过多,这样可加速骨骼中钙质的丢失,易产生骨质疏松。摄入高蛋白质膳食可增加嘌呤核苷酸从头合成所必需的氨基酸,使嘌呤核苷酸的合成增加,从而引起尿酸生成增加,这是高蛋白质膳食促发痛风发作的可能原因,它提示痛风患者除需控制含嘌呤高的膳食外,还应减少膳食中蛋白质的摄入量(图1)。

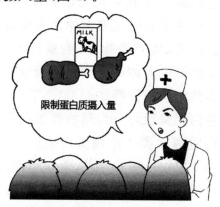

图1 限制蛋白质摄入量

2. 蛋白质主要来源 动物蛋白(如鸡蛋、牛奶和各种肉类)和植物蛋白(豆类和豆制品),因为动物蛋白的生物利用度比植物蛋白要高,所以被认为是优质蛋白质。

判断食物蛋白质的质量与标准是蛋白质是否容易消化和必需氨基酸是否齐全。日常生活中的家禽肉、奶制品等所含的氨基酸齐全。但同时也是高脂肪、高能量、高胆固醇。容易使人发胖,并引发多种疾病,如冠心病、心脏病、中风等。黄豆称为植物肉,蛋白质含量丰富,必需氨基酸也齐全,但由于含有蛋白消化酶抑制因子等不利于吸收。蛋白质粉主要是大豆分离蛋白,来源于黄豆,并经过先进的工艺除去了不利于消化的物质,与其他物品相比提供了几乎能被人体完全吸收的优质蛋白。肉类,蛋类的脂肪、能量都要低,既可以充足的提供人体所需蛋白质而且不会因摄取过多的脂肪而发胖。

蛋白质来源可分为植物性蛋白质和动物性蛋白质两大类。植物蛋白质中,谷类含蛋白质10%左右,蛋白质含量不算高,但由于是人们的主食,所以仍然是膳食蛋白质的主要来源。豆类含有丰富的蛋白质,特别是大豆含蛋白质高达36%～40%,氨基酸组成也比较合理,在体内的利用率较高,是植物蛋白质中非常好的蛋白质来源。

蛋类含蛋白质11%～14%,是优质蛋白

质的重要来源。奶类（牛奶）一般含蛋白质
3.0％～3.5％，是婴幼儿蛋白质的最佳来源。

肉类包括禽、畜和鱼的肌肉。新鲜肌肉含
蛋白质 15％～22％，肌肉蛋白质营养价值优于
植物蛋白质，是人体蛋白质的重要来源。补充
蛋白质须知如何计算一天的蛋白质需要量。

3. 蛋白质的需要量 因健康状态、年
龄、体重等各种因素也会有所不同。身材越
高大或年龄越小的人，需要的蛋白质越多。

每日供给 0.8～1.0 克/千克体重（50～
70 克），以谷类、蔬菜类为主要来源，优质蛋
白选用不含或少含核蛋白的奶类、干酪和鸡
蛋等。

（四）限制饱和脂肪的摄入量

脂类是油、脂肪、类脂的总称。食物中的
油脂主要是油和脂肪，一般把常温下是液体
的称作油，而把常温下是固体的称作脂肪。
脂肪所含的化学元素主要是碳（C）、氢（H）、
氧（O），部分还含有氮（N）、磷（P）等元素。脂
肪是由甘油和脂肪酸组成的三酰甘油酯，其
中甘油的分子比较简单，而脂肪酸的种类和
长短却不相同。脂肪酸分为饱和脂肪酸、单
不饱和脂肪酸、多不饱和脂肪酸三大类。脂
肪在多数有机溶剂中溶解，但不溶解于水。

食物中的脂肪在肠胃中消化,吸收后大部分又再度转变为脂肪。它主要分布在人体皮下组织、大网膜、肠系膜和肾脏周围等处。体内脂肪的含量常随营养状况、能量消耗等因素而变动。

1. 脂肪的生理功能

(1)生物体内储存能量的物质并给予能量:1克脂肪在体内分解成二氧化碳和水并产生9千卡能量,比1克蛋白质或1克葡萄糖高1倍多。

(2)构成一些重要生理物质:脂肪是生命的物质基础,是人体内的三大组成成分(蛋白质、脂肪、碳水化合物)之一。磷脂、糖脂和胆固醇构成细胞膜的类脂层,胆固醇又是合成胆汁酸、维生素 D_3 和类固醇激素的原料。

(3)维持体温和保护内脏、缓冲外界压力:皮下脂肪可防止体温过多向外散失,减少身体能量散失,维持体温恒定。也可阻止外界能量传导到体内,有维持正常体温的作用。内脏器官周围的脂肪垫有缓冲外力冲击保护内脏的作用。减少内部器官之间的摩擦。

(4)提供必需脂肪酸:人体除了从食物中摄取脂肪酸外,还能自身合成多种脂肪酸,但有两种脂肪酸人体无法合成,只能从食物中摄取,称为必需脂肪酸,包括亚油酸、亚麻酸。

(5)脂溶性维生素的重要来源:鱼肝油和奶油富含维生素 A、维生素 D,许多植物油富含维生素 E。脂肪还能促进这些脂溶性维生素的吸收。

(6)增加饱腹感:脂肪在胃肠道内停留时间长,所以有增加饱腹感的作用。

2. 脂肪的供给量 不同地区由于经济发展水平和饮食习惯的差异,脂肪的实际摄入量有很大差异。我国营养学会建议膳食脂肪供给量不宜超过总能量的 30%,其中饱和脂肪酸、单不饱和脂肪酸、多不饱和脂肪酸的比例应为 1∶1∶1。亚油酸提供的能量能达到总能量的 1%～2% 即可满足人体对必需脂肪酸的需要。

3. 脂肪的来源 脂肪的主要来源是烹调用油脂和食物本身所含的油脂。果仁脂肪含量最高,各种肉类居中,米、面、蔬菜、水果中含量很少。

法国人谢弗勒首先发现,脂肪是由脂肪酸和甘油结合而成的。因此可以把脂肪看做机体储存脂肪酸的一种形式,从营养学的角度看,某些脂肪酸对我们的大脑、免疫系统乃至生殖系统的正常运作来说十分重要,但它们都是人体自身不能合成的,我们必须从膳食中摄取,现在的研究还认为,大量摄入这些被称为多不饱和脂肪酸的分子,有助于健康和长寿。同时一些非常重要的维生素需要膳食中脂肪的帮助我们才能吸收,如维生素 A、维生素 D、维生素 E、维生素 K 等。

另外,由于脂肪不溶于水,这就允许细胞在储备脂肪的时候,不需同时储存大量的水,相同重量的脂肪比糖分解时释放的能量多得多。这就意味着,储存脂肪比储存糖划算。如果在保持总储能不变的情况下,将我们的脂肪换成糖,那么体重很可能至少会翻番,这取决于你的肥胖程度。我们的脊椎动物祖先,显然看中了脂肪作为超高能燃料的巨大好处,为此进化出了独特的脂肪细胞及由此而来的脂肪组织,也埋下了今日我们肥胖的祸根。

除食用油脂含约 100% 的脂肪外,含脂肪丰富的食品为动物性食物和坚果类。动物性食物以畜肉类含脂肪最丰富,且多为饱和脂肪酸;一般动物内脏除大肠外含脂肪量皆较低,但蛋白质的含量较高。禽肉一般含脂肪量较低,多数在 10% 以下。鱼类脂肪含量基本在 10% 以下,多数在 5% 左右,且其脂肪含不饱和脂肪酸多。蛋类以蛋黄含脂肪最高,约为 30%,但全蛋仅为 10% 左右,其组成以单不饱和脂肪酸为多。

除动物性食物外,植物性食物中以坚果类含脂肪量最高,最高可达 50% 以上,不过其脂肪组成多以亚油酸为主,所以是不饱和脂肪酸的重要来源。

(1)脂肪含量高的食物:高脂肪的食物有坚果类(花生、芝麻、开心果、核桃、松子仁等),动物类肉(肥猪肉、猪油、黄油、酥油),植物油(花生油、菜子油、豆油、葵花子油、红花油,亚麻油等);还有些油炸食品,面食,点心,蛋糕等。

①油炸食品。此类食品能量高,含有较高的油脂和氧化物质,经常进食易导致肥胖;是导致高脂血症和冠心病的最危险食品。在油炸过程中,往往产生大量的致癌物质。研究表明,常吃油炸食物的人,其部分癌症的发病率远远高于不吃或极少进食油炸食物的人群。

②罐头类食品。不论是水果类罐头,还是肉类罐头,其中的营养素都遭到大量的破坏,特别是各类维生素几乎被破坏殆尽。另外,罐头制品中的蛋白质常常出现变性,使其消化吸收率大为降低,营养价值大幅度"缩水"。还有,很多水果类罐头含有较高的糖

分,并以液体为载体被摄入人体,使糖分的吸收率因之大为增高,并可在进食后短时间内导致血糖大幅攀升,胰腺负荷加重。同时,由于能量较高,有导致肥胖之嫌。

③肥肉和动物内脏类食物。虽然含有一定量的优质蛋白、维生素和矿物质,但肥肉和动物内脏类食物所含有的大量饱和脂肪和胆固醇,已经被确定为导致心脏病最重要的两类膳食因素。现已明确,长期大量进食动物内脏类食物可大幅度地增高患心血管疾病和恶性肿瘤(如结肠癌、乳腺癌)的发生风险。

④奶油制品。常吃奶油类制品可导致体重增加,甚至出现血糖和血脂升高。饭前食用奶油蛋糕等,还会降低食欲。高脂肪和高糖成分常常影响胃肠排空,甚至导致胃食管反流。很多人在空腹进食奶油制品后出现反酸、胃灼热等症状。

⑤方便面。属于高食盐、高脂、低维生素、低矿物质一类食物。一方面,因盐分含量高增加了肾负荷,会升高血压;另一方面,含有一定的人造脂肪(反式脂肪酸),对心血管有相当大的负面影响。加之含有防腐剂和香精,可能对肝脏等有潜在的不利影响。

⑥冷冻甜点。包括冰淇淋、雪糕等。这

类食品有三大问题:因含有较高的奶油,易导致肥胖;因高糖,可降低食欲;还可能因为温度低而刺激胃肠道。

(2)低脂肪的食物:水果类(苹果、柠檬等),蔬菜类(冬瓜、黄瓜、丝瓜、白萝卜、苦瓜、韭菜、绿豆芽、辣椒等),鸡肉,鱼肉,紫菜,木耳,荷叶茶,醋等。

由于脂肪氧化产生能量约为碳水化合物和蛋白质的 2 倍,为降低患者体重,无疑应该限制脂肪的摄入量。加之痛风患者常常合并有高血压、动脉硬化、脂肪肝、胆结石等,也需要低脂肪膳食,另外脂肪可减少尿酸排出,每日食用中等量或低量,40~50 克即可。烹调宜采用蒸、煮、炖、卤等用油少的方法。

4. 正确节食 赶走肥胖

(1)食盐:应避免或减少吃过咸的食物,因为它会引致身体积存水分,导致臀部和大腿的皮肤水肿。

(2)咖啡因:咖啡所含的咖啡因会刺激大脑中枢神经系统,以及影响心脏、骨骼肌、肾上腺和膀胱。当膀胱受到影响时,亦会伤及肝脏的功能,不能有效地去除体内多余的水分,所以最好以茶代替咖啡。

(3)酒:喝酒过量对身体无益,因为酒精

会令身体水分流失,而且很多人都忽略了酒。其实含有很高的糖分,所以多喝容易致胖。如果一向嗜好杯中物,应将喝酒的频率限制在每周3次以下,每次最多两杯。

(4)浓缩脂肪:健康的节食方法是限制日常饮食中脂肪的摄取量,应选择健康的食物,如脱脂牛奶、低脂芝士,肉类方面则选吃鱼肉、猪瘦肉和牛瘦肉。煮食时不要用牛油或人造牛油,应以植物油(如橄榄油)来代替。

(5)净化碳水化合物:应多进食用全麦粉制造的食物,如全麦面包,减少食用经过净化的糖、糖浆或果酱。

(五)适量的碳水化合物

碳水化合物是由碳、氢和氧三种元素组成,由于它所含的氢与氧比例为2∶1,和水一样,是为人体提供能量的三种主要的营养素中最廉价的营养素。食物中的碳水化合物分成两类:人可以吸收利用的有效碳水化合物(如单糖、双糖、多糖)和人体不能消化的无效碳水化合物(如纤维素),是人体必需的物质。碳水化合物是一切生物体维持生命活动所需能量的主要来源,不仅是营养物质,而且有些还具有特殊的生理活性。例如,肝脏中的肝素有抗凝血作用;血中的糖与免疫活性有关。此外,核酸的组成成分中也含有碳水化合物(核糖和脱氧核糖)。因此,碳水化合物对医学来说,具有更重要的意义。

碳水化合物是生命细胞结构的主要成分及主要供能物质,并且有调节细胞活性的重要功能。机体中碳水化合物的存在形式主要有三种:葡萄糖、糖原和含糖的复合物。碳水化合物的生理功能与其摄入食物的碳水化合物种类和在机体内存在的形式有关。膳食碳水化合物是人类获取能量的最经济和最主要的来源;碳水化合物是构成机体组织的重要物质,并参与细胞的组成和多种活动;此外,还有节约蛋白质、抗生酮、解毒和增强肠道功能的作用。

根据目前中国膳食碳水化合物的实际摄入量和世界卫生组织、联合国粮农组织的建议,于 2000 年重新修订了我国健康人群的碳水化合物供给量为总能量摄入的 55% ～ 65%。同时对碳水化合物的来源也作了要求,即应包括复合碳水化合物淀粉、不消化的抗性淀粉、非淀粉多糖和低聚糖等碳水化合物;限制纯能量食物(如糖)的摄入量,提倡摄入营养素/能量密度高的食物,以保障人体能量和营养素的需要及改善胃肠道环境和预防龋齿的需要。

1. 分类 碳水化合物分单糖、二糖、低聚糖、多糖四类。糖的结合物有糖脂、糖蛋白、蛋白多糖三类。

2. 功能

(1)供给能量:每克葡萄糖产热 4 千卡。人体摄入的碳水化合物在体内经消化变成葡萄糖或其他单糖参加机体代谢。每个人膳食中碳水化合物的比例没有规定具体数量,我国营养专家认为碳水化合物产能量占总能量的 60%～65% 为宜。平时摄入的碳水化合物主要是多糖,在米、面等主食中含量较高,摄入碳水化合物的同时,能获得蛋白质、脂类、维生素、矿物质、膳食纤维等其他营养物质。而摄入单糖或双糖(如蔗糖)除能补充能量外,不能补充其他营养素。

(2)构成细胞和组织:每个细胞都有碳水化合物,其含量为 2%～10%,主要以糖脂、糖蛋白和蛋白多糖的形式存在,分布在细胞膜、细胞器膜、细胞质及细胞间质中。

(3)节省蛋白质:食物中碳水化合物不足,机体不得不动用蛋白质来满足机体活动所需的能量,这将影响机体用蛋白质进行合成新的蛋白质和组织更新。因此,完全不吃主食,只吃肉类是不适宜的,因肉类中含碳水化合物很少,这样机体组织将用蛋白质产热,对机体没有好处。所以,减肥者或糖尿病患者每日最少摄入的碳水化合物不要低于150克主食。

(4)维持脑细胞的正常功能:葡萄糖是维持大脑正常功能的必需营养素,当血糖浓度下降时,脑组织可因缺乏能源而使脑细胞功能受损,造成功能障碍,并出现头晕、心悸、出冷汗,甚至昏迷。

(5)抗酮体的生成:当人体缺乏碳水化合物时,可分解脂类供能,同时产生酮体,导致高酮酸血症。

(6)解毒:碳水化合物代谢可产生葡萄糖醛酸,与体内毒素(如药物、胆红素)结合进而解毒。

(7)加强肠道功能:与膳食纤维有关,如防治便秘,预防结肠和直肠癌,防治痔疮等。

(8)其他:碳水化合物中的糖蛋白和蛋白多糖有润滑作用。另外,它可控制细胞膜的通透性;并且是一些合成生物大分子物质的前体,如嘌呤、嘧啶、胆固醇等。

膳食中缺乏碳水化合物将导致全身无力、疲乏,血糖含量降低,产生头晕、心悸、脑功能障碍等。严重者会导致低血糖昏迷。

当膳食中碳水化合物过多时,就会转化成脂肪贮存于体内,使人过于肥胖而导致各类疾病,如高血脂、糖尿病等。

一般说来,对碳水化合物没有特定的饮食要求。主要是应该从碳水化合物中获得合理比例的能量摄入。另外,每天应摄入50~100克可消化的碳水化合物,以预防碳水化合物缺乏症。

3. 碳水化合物的主要食物来源 碳水化合物、谷物(如水稻、小麦、玉米、大麦、燕麦、高粱等),水果(如甘蔗、甜瓜、西瓜、香蕉、葡萄等),干果类,干豆类,根茎蔬菜类(如胡萝卜、番薯等)等。

营养专家普遍认为,人们每天摄入的50%～60%的能量应来自碳水化合物。由于碳水化合物的不同,所以更多的证据表明应慎重选择饮食。

对于简单碳水化合物,饮用牛奶和果汁,食用适量的水果是十分重要的。但食用糖和其他甜味剂会提供大量体内不需要的能量,对健康有害。

对于复杂碳水化合物,应避免仅仅食用低纤维碳水化合物,淀粉(如马铃薯)和精加工的谷物(如白米饭,通心粉和白面包)。这些食品中的碳水化合物会被身体迅速转化为单糖。

　　相反,应尽量多食用含大量纤维的碳水化合物,特别是豆类和全麦类食品会对人体健康有益。按照专家推荐的水果和蔬菜的食用量,可以对碳水化合物进行完整、健康的摄入。"食品指导金字塔"建议每天从食品组中摄入多种碳水化合物。

　　对高尿酸血症及痛风的患者而言,碳水化合物应作为能量的主要来源。可增加尿酸排出,避免产生酮症。应减少果糖摄入,因其可增加尿酸生成(图2)。

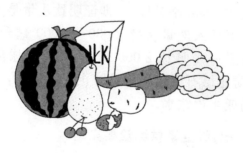

图2　适量碳水化合物

(六)多饮水

　　在炎热多汗的夏季,饮水量可能还要增加,才能保证理想的尿量。当然,如果已出现肾功能不全和水肿等,则通过饮水增加尿量来帮助尿酸排泄已无效。由于饮水过量反而造成水中毒及水肿加重等不良反应,此时应请医生制订治疗方案。

由于人体内 70%左右的尿酸通过肾脏排出,故必须要借助于充足的尿量才能完成,而只有充分的饮水量才能产生充足的尿量,所以痛风患者应当养成多饮水的习惯。每日饮水量应保证在 2 000 毫升左右,这还不包括吃饭时喝汤及饮用其他液体类食物(如牛奶等)。每日饮水量 2 000 毫升只是一个参考数值,饮水是为了产生足够的尿量,若 24 小时尿量在 1 800 毫升以上,即证明饮水量是充足的。每日入液量保持 2 000~3 000 毫升,排尿量最好每日达 2 000 毫升,可促使尿酸排出,防止结石形成。为了防止尿液浓缩,可在睡前或半夜饮水。

(七)维生素供给量要充足

维生素又名维他命,通俗来讲,即维持生命的物质,是维持人体生命活动必需的一类有机物质,也是保持人体健康的重要活性物质。维生素在体内的含量很少,但不可或缺。各种维生素的化学结构及性质虽然不同,但它们却有着以下共同点:维生素均以维生素原(维生素前体)的形式存在于食物中;维生素不是构成机体组织和细胞的组成成分,它也不会产生能量,它的主要作用是参与机体代谢的调节;大多数的维生素机体不能合成或合成量不足,不能满足机体的需要,必须经常通过食物中获得;人体对维生素的每日需要量很小,常以毫克或微克计算,但一旦缺乏就会引发相应的维生素缺乏症,对人体健康造成损害。维生素与碳水化合物、脂肪和蛋白质三大物质不同,在天然食物中仅占极少比例,但又为人体所必需。有些维生素(如维生素 B_6、维生素 K)等能由动物肠道内的细菌合成,合成量可满足动物的需要。动物细胞可将色氨酸转变成烟酸(一种 B 族维生素),但生成量不敷需要;维生素 C 除灵长类(包括人类)及豚鼠以外,其他动物都可以自身合成。植物和多数微生物都能自己合成维生素,不必由体外供给。许多维生素是辅基或辅酶的组成部分。

维生素是人和动物营养、生长所必需的某些少量有机化合物,对机体的新陈代谢、生长、发育、健康有极重要作用。如果长期缺乏某种维生素,就会引起生理功能障碍而发生某种疾病。一般由食物中取得,如维生素 A、维生素 B、维生素 C 等。

维生素是人体代谢中必不可少的有机化合物。人体犹如一座极为复杂的化工厂,不断地进行着各种生化反应。其反应与酶的催化作用有密切关系。酶要产生活性,必须有辅酶参加。已知许多维生素是酶的辅酶或者是辅酶的组成分子。因此,维生素是维持和调节机体正常代谢的重要物质。可以认为,最好的维生素是以"生物活性物质"的形式,存在于人体组织中。

维生素是个庞大的家族,目前所知的维生素就有几十种,大致可分为脂溶性和水溶性两大类。有些物质在化学结构上类似于某种维生素,经过简单的代谢反应即可转变成维生素,此类物质称为维生素原,如 β-胡萝卜素能转变为维生素 A;7-脱氢胆固醇可转变为维生素 D_3。但要经许多复杂代谢反应才能成为烟酸的色氨酸则不能称为维生素原。水溶性维生素不需消化,直接从肠道吸收后,通过循环到机体需要的组织中,多余的部分大多由尿排出,在体内储存甚少。脂溶性维生素溶解于油脂,经胆汁乳化,在小肠吸收,由淋巴循环系统进入到体内各器官。体内可储存大量脂溶性维生素。维生素 A 和维生素 D 主要储存于肝脏,维生素 E 主要存于体内脂肪组织,维生素 K 储存较少。水溶性维生素易溶于水,而不易溶于非极性有机溶剂,吸收后体内储存很少,过量的多从尿中排出;脂溶性维生素易溶于非极性有机溶剂,而不易溶于水,可随脂肪为人体吸收并在体内蓄积,排泄率不高。

各种维生素均应充足,更应重视复合维生素 B 及维生素 C。尿酸在碱性环境中易溶解,蔬菜和水果既生成碱性食物又能供应丰富的维生素,主张多吃新鲜蔬菜和水果,如青菜、包心菜、菜花、冬瓜,各种水果及硬果类,如花生、杏仁、核桃等。

维生素类药品对人体健康有一定的益处,但并非多多益善。过量的维生素 D 可使血钙升高,而过量的维生素 C 可使尿液酸化。这两种情况都会促进泌尿系统结石的形成,这对痛风患者,尤其是已有痛风性肾病患者是十分不利的。痛风患者在选择服用维生素类药品时更要慎重,尤其是维生素 C、维生素 D 类,切勿滥服,主要以饮食为主补充维生素。痛风患者的饮食中各种维生素与矿物质应供应充足,维生素 C 能促进组织内沉着的尿酸盐溶解,注意富含维生素 C 食物的补充。

在正常饮食情况下,每日从食物中摄入维生素量已能满足体内的需要,如果再吃适量的水果,就更不会有维生素缺乏的可能。水果中嘌呤含量较少,对痛风患者是很适宜的,完全可以取代维生素类药物。膳食中多食用碱性食物,使尿液呈碱性反应,促进尿酸排出。蔬菜和水果属碱性食物,又能供给丰富的维生素与矿物质,因此应增加蔬菜和水果的摄入。

(八)禁止饮酒,适当饮用咖啡、茶、可可

酒的主要成分是乙醇,它可诱发糖异生障碍,导致体内乳酸和酮体积聚,乳酸和酮体中β羟丁酸能竞争性抑制尿酸的排出,故一次过量饮酒可使血尿酸增高,诱使痛风发作。经常饮酒,加速嘌呤(三磷腺苷分解加速途径)合成,使血和尿尿酸增加,因而导致高尿酸血症。有时一次过量饮酒,特别是同时伴高嘌呤、高脂肪的盛宴,可引起急性痛风的发作,因此应禁酒类。酒精易使体内乳酸堆积,对尿酸排出有抑制作用,痛风易发作,最好不饮。轻型患者可少量饮用稀释或蒸馏过的低度酒。过去曾禁用咖啡、茶、可可。后经动物实验证实,其代谢产物为甲基尿酸盐,不能生成痛风结石,主张可以适当饮用(图3)。

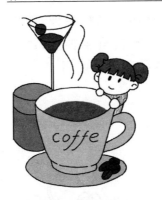

图3 适量饮用咖啡及茶

(九)限制食盐及其他调味品

痛风多为中老年患者,且易合并高血压及动脉硬化,故应限制过多食盐摄入。烹调时不宜太咸,宜清淡。每日食盐摄入量应限于6克以内。当痛风合并肾脏病变,尤其是出现水肿或合并冠心病及高血压时,更应限制食盐摄入量,以每日不超过5克为宜。在外用餐和食用加工食品机会多的人,更要注意减少食盐摄取量。可采用新鲜材料烹制,尽量少吃腌制品(吃腌制品时,要去盐分);烹制两三种菜肴,调味要有浓有淡,酱油最好采用低盐酱油,因痛风患者常合并高血压、心血管病及肾病。合理的烹调方法可以减少食物中嘌呤的含量,如将肉类食物先煮,弃汤后再行烹调。此外,辣椒、胡椒、花椒、芥末、生姜等调料均能兴奋自主神经,诱使痛风急性发作,因此应尽量避免使用。

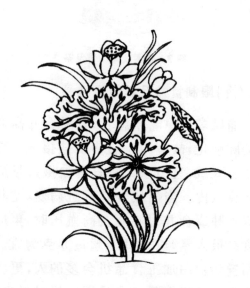

二、痛风饮食营养误区九则

痛风饮食是患者最关心的话题,合理的饮食能有利于患者的康复,不合理的饮食则会使痛风患者的病情雪上加霜!以下九点是比较常见的痛风饮食营养误区。

(一)菠菜是碱性食品可以大量吃

碱性食物是指食物在体内代谢后,产生偏碱性物质,含有较多钠、钾、钙、镁等元素的食物,在体内氧化生成碱性化合物,如蔬菜、水果、牛奶等。碱性食物可降低血液和尿液的酸度,并可使尿液碱性化,从而增加尿酸在尿中的可溶性,故应鼓励患者多选择碱性食物。由于蔬菜和水果中还含有丰富的维生素,特别是维生素C,能促进组织内尿酸盐的溶解。西瓜和冬瓜不但属于碱性食物,而且还具有明显的利尿作用,故对痛风患者更为有利。

很多痛风饮食食谱把菠菜列为可以食用的蔬菜,这实际上是错误的。菠菜虽然是碱性食物,但是含有大量的草酸容易在体内生成草酸钙。菠菜也是痛风患者反馈,很容易引起复发的食物之一,而雌性红萝卜就不会出现这样问题。基本上不含草酸的蔬菜,更是强碱性食品,有迅速缓解痛风疼痛与降尿酸的功效。

(二)痛风患者应大量喝牛奶、矿泉水

痛风患者肝肾代谢不好,很容易伴发结石,所以痛风饮食禁忌中应避免食用可能会导致肾结石的食品。体内的钙如果过多,很容易与草酸结合,生成草酸钙沉淀,因草酸钙是肾结石的主要成分。保证每天必需的钙摄入是正确的,可是为了追求碱性食品而大量喝牛奶和矿泉水容易形成肾结石、胆结石、尿路结石。而矿泉水含有钙也比较多,应该避免直接饮用,简单的办法是煮沸,并多煮一会儿,可将钙镁离子转化为水垢除掉。

(三)只要不吃肉,痛风就不会复发

很多痛风患者认为,只要不摄入肉类,就不会复发。这实际上是错误的。在日常饮食中长期不摄入肉类,会使人体各组织器官功能下降,嘌呤代谢能力也会随着下降。这就是为什么有的痛风患者最后连吃青菜都会复发的原因。在急性发作期痛风患者通过食疗方法缓解之后,我们建议再巩固一段时间,再逐渐尝试食用肉类,会感觉身体各方面功能

都得到加强。

患者尽量减少高嘌呤食物的摄入，饮食要有规律，可以吃一些水果或者蔬菜。禁止食用蟹黄、火锅汤、鸡汤、沙丁鱼、凤尾鱼、鱼子、肉汤等食物。少食肉馅、酵母、带鱼、鳝鱼、鲈鱼、扁豆及虾类、贝壳类、干豆类（黄豆、蚕豆等）等食物。

(四)补充 B 族维生素

很多痛风饮食食谱中出现 B 族维生素。实际上这是不科学的。很多药品具有影响尿酸排泄的作用，如青霉素、四环素、大剂量噻嗪类及氨苯蝶啶等利尿药、维生素 B_1 和维生素 B_2、胰岛素及小剂量阿司匹林。所以，痛风饮食菜单中，不应该包括大量 B 族维生素。目前已经有患者反馈，因使用 B 族维生素注射液引起复发，停止注射则痛风停止发作。

(五)喝啤酒无害

吃火锅喝啤酒时最容易诱发痛风！这是因为火锅原料主要是动物内脏、虾、贝类、海鲜，再饮啤酒，自然是火上添油了。加上火锅里的汤经过反复的煮沸，其中嘌呤的含量就会更高。

调查证明：涮一次火锅比一顿正餐摄入

嘌呤高 10 倍,甚至数十倍。白酒中所含乙醇能使血乳酸浓度升高,后者可抑制肾小管对尿酸的分泌,可降低尿酸的排出,啤酒中含有大量的嘌呤,更不宜饮用。一瓶啤酒可使尿酸升高 1 倍。

酒是痛风重要的诱发因素,原因是乙醇易使体内乳酸堆积,乳酸对尿酸排泄有抑制作用。目前发现啤酒的诱发作用更强,因为它还含有较高浓度的嘌呤。无醇饮料可以饮用,因为可可碱、茶叶碱和咖啡碱在人体的代谢产物是甲基尿酸盐,不是尿酸盐,不会沉积在痛风石里。

(六)忽视维生素、水和食盐的作用

维生素是人体代谢中必不可少的有机化合物,各种维生素均应充足,更应重视维生素 C。尿酸在碱性环境中易溶解,蔬菜和水果既生成碱性食物又能供应丰富的维生素,主张多吃新鲜蔬菜和水果,如青菜、包心菜、菜花、冬瓜,各种水果及硬果类,如花生、杏仁、核桃等(图 4)。

维生素类药品对人体健康有一定的益处,但并非多多益善。过量的维生素 D 可使血钙升高,而过量的维生素 C 可使尿液酸化,这两种情况都会促进泌尿系统结石的形成,

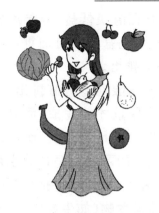

图4 多吃新鲜蔬菜和水果

这对痛风患者，尤其是已有痛风性肾病患者是十分不利的。痛风患者在选择服用维生素类药品时更要慎重，尤其是维生素C、维生素D类，切勿滥服，主要以饮食为主补充维生素。痛风患者的饮食中各种维生素与矿物质应供应充足，维生素C能促进组织内沉着的尿酸盐溶解，注意富含维生素C食物的补充。在正常饮食情况下，每日从食物中摄入维生素量已能满足体内的需要，如果再吃适量的水果，就更不会有维生素缺乏的可能。水果中嘌呤含量较少，对痛风患者是很适宜的，完全可以取代维生素类药物。膳食中多食用碱性食物，使尿液呈碱性，促进尿酸排出。蔬菜和水果属碱性食物，又能供给丰富的维生素与矿物质，因此蔬菜和水果的摄入。

维生素C能促进组织内沉着的尿酸盐溶解；饮水有利于尿酸排出，防止结石形成，因而要注意补充。菜肴宜清淡低盐,因痛风常合并高血压、心血管病,高盐饮食可加重这些病,同时也影响尿酸的排出。

体内 70% 左右的尿酸通过肾脏排出,故必须要借助于充足的尿量才能完成,而只有充分的饮水量才能产生充足的尿量,所以痛风患者应当养成多饮水的习惯。每日饮水量应保证在 2 000 毫升左右,这还不包括吃饭时喝汤及饮用其他液体类食物(如牛奶等)。每日饮水量 2 000 毫升只是一个参考数值,饮水是为了产生足够的尿量,若每日(24 小时)尿量在 1 800 毫升以上,即证明饮水量是充足的,每日入液量保持 2 000~3 000 毫升。排尿量最好每日达 2 000 毫升,可促使尿酸排出,防止结石形成。为了防止尿液浓缩,可在睡前或半夜饮水。

烹调时不宜太咸,宜清淡。每日食盐摄入量应限于 6 克以内。当痛风合并肾脏病变,尤其是出现水肿或合并冠心病及高血压时,更应限制食盐摄入量,以每日不超过 5 克为宜。在外用餐和食用加工食品机会多的人,更要注意减少食盐摄取量。可采用新鲜材料烹制,尽量少吃腌制品(吃腌制品时,要去食盐分);烹制两三种菜肴,调味要有浓有淡,酱油最好采用低钠酱油。因痛风患者常合并高血压、心血管病及肾病。

(七)急性期与缓解期的膳食一样

对待痛风急性期时膳食的选择比较严格,如只选用牛奶、鸡蛋、粮食、低嘌呤蔬菜和水果,假若缓解期时也同样用这样的食物,就会造成营养失调。目前主张根据痛风病情不同时期选择合理膳食,即缓解期可适当放宽食物种类。

1. 痛风急性期 会出现关节疼痛、红肿,不及时治疗还可能会累及多器官损害,严重威胁患者身体健康。所以,痛风急性期治疗一定要早治疗,同时注意饮食对疾病的辅助治疗作用。下面对痛风急性期饮食原则做一介绍。痛风急性期饮食原则要注意以下几点(图5)。

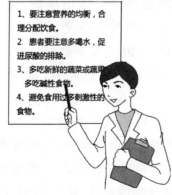

1、要注意营养的均衡,合理分配饮食。
2. 患者要注意多喝水,促进尿酸的排除。
3、多吃新鲜的蔬菜或蔬果,多吃碱性食物。
4、避免食用过多刺激性的食物。

图5 痛风急性期饮食原则

(1)要注意营养的均衡,合理分配饮食。在限制总能量的前提下,三大营养素的分配原则是:高碳水化合物、中等量蛋白质和低脂肪。以植物蛋白为主,在蛋白质供给量允许范围内选用一些动物蛋白,如牛奶、鸡蛋。脂肪可减少尿酸正常排泄,应适当限制,控制在每日50克左右。

(2)患者要注意多喝水,促进尿酸的排出。食用含水分多的水果和食品,以保证尿量,促进尿酸的排出,可有利于痛风的治疗。

(3)多吃新鲜的蔬菜或蔬果,多吃碱性食物,促进组织中尿酸盐的溶解,可有辅助治疗作用。

(4)避免食用过多刺激性的食物,如辣椒等,最好不要喝酒,避免病情恶化。

2. 痛风缓解期　膳食要求是给予正常平衡膳食,以维持理想体重。蛋白质每日仍以不超过80克为宜。患者可在全天蛋白质摄入量范围内,牛奶、鸡蛋清可不限量。全鸡蛋每日限用1个。瘦肉类,白色肉类(鱼、鸡)每日可选用100克,也可采用水煮肉类,弃其汤,食其肉,可减少嘌呤摄入。有建议每周2天按急性期膳食供给,其余5天可选用含嘌呤2、3类食物。严禁一次吃过多的肉类及含嘌呤丰富的食物,如动物内脏类、浓肉汤类、沙丁鱼等。少用或不用含嘌呤多的蔬菜,如龙须

菜、菠菜、蘑菇、鲜豌豆类等。其他可选用精制
米面及含嘌呤少的蔬菜（多选用黄绿色蔬菜、
水果等）。禁用含嘌呤高的第一类食物；有限
量地选用含嘌呤少量及中等量的第二、第三类
食物，其中的肉、鱼、禽类每日用 60～90 克。
第三类食物中的蔬菜可少量选用。另外，可自
由选用含嘌呤很低的第四类食物。痛风患者
不宜饮酒，尤其是绍兴酒、啤酒。

（八）不控制总能量摄入

肥胖及糖尿病是痛风的诱因，调节饮食、
控制能量摄入、避免肥胖是防止痛风的重要
环节。只想到不吃荤菜，而不知道控制总的
能量摄入是痛风反复发作的因素之一。肥胖
者总能量每日供给以 25～30 千卡/千克体重
为宜，脂肪可减少尿酸排出，因此限制脂肪的
摄入是有益的。

总能量根据患者理想体重按休息状态计
算，通常不超过每日 25～30 千卡/千克体重。
临床经验表明，成年患者若超重 30%～50%
的肥胖者，每日总能量超过 1 506 千卡，往往
不能使体重下降。下述方法，可供限制总能
量，减轻体重参考。

1. 超重 30%～50% 及以上患者总能
量以每日 1 506 千卡起始，分为三餐供给。一

个月后改为每日 1 305 千卡;或在原饮食基础上每日减少能量 552～1 104 千卡,以每周减轻体重 0.5～1.0 千克为目的。

2. 超重或轻度肥胖者　总能量以每日 1 506千卡起始,分三餐供给;或在原饮食基础上每日减少能量 125～250 千卡,以达到每月减肥 0.5～1.0 千克的目的。

痛风患者的饮食要格外注意,饮食的能量要控制好,否则会影响病情的稳定。

(九)限制饮食所减少的嘌呤摄入量,可能比由于营养不平衡导致的体内自身嘌呤增多的量少得多

蛋白质不平衡会造成尿酸增多。我们吃的食品中,不仅要有足够的蛋白质,还要有平衡的必需氨基酸。人体所需的八种自身无法合成的必需氨基酸均来自于蛋白质,假如摄入的食品中缺乏这八种氨基酸,人体就无法合成细胞,所造成体内细胞分解产生的嘌呤无法被利用,引起尿酸增多。蛋白质摄入不平衡,会造成细胞营养不够而破坏,从而脱氧核糖核酸大量被破坏,而脱氧核糖核酸部分主成分的嘌呤即会造成大量尿酸产生,易造成尿酸过多。无法合成蛋白质的氨基酸有的

会代谢成尿酸,甘氨酸是最平常且量多的氨基酸,当吃得不平衡时,甘氨酸会变成尿酸。蛋白质摄入导致嘌呤增多的原因,主要是食物中的核酸多与蛋白质结合形成核蛋白存在于细胞内,食用蛋白质不可避免地摄入核酸,如瘦肉类的肌肉中含有大量的细胞和线粒体,其中含有大量的脱氧核糖核酸和核糖核酸等遗传物质,细胞破裂后,导致嘌呤增高,而不是蛋白质导致的尿酸升高。

三、痛风患者食物选择九则

(一)痛风患者食物选择原则

1. 嘌呤含量很少或不含嘌呤的食物可以吃 如富强粉、精白米、玉米、南瓜、黄瓜、卷心菜、莴苣、番茄、萝卜、胡萝卜、西葫芦、芹菜、茄子、山芋、马铃薯、刀豆、咖啡、可可、糖果及油脂类、水果类、果酱类、蛋类、干果类、奶类等。

2. 嘌呤含量较少的食物适量吃 下列每100克食品含嘌呤 <75 毫克:白龙鱼、金枪鱼、鲑鱼、鲥鱼、青鱼、鲱鱼、虾、蟹、牡蛎、芸豆、芦笋、菜花、青豆、豌豆、菜豆、菠菜、蘑菇、火腿、鸡肉、麦麸、麦片等。

3. 嘌呤含量较高的食物少吃 下列每100克食品含嘌呤 75～150 毫克:比目鱼、鲤鱼、鳕鱼、鲈鱼、梭鱼、鲭鱼、鳝鱼、鳗鱼、羊肉、鹿肉、鸽肉、兔肉、猪肉、野鸡肉、牛肉、鸭肉、鹅肉、鹌鹑肉、熏火腿、扁豆、牛舌、肉汤、鸡汤及贝类、肝类等。

(二)选择主食类

米、麦、面类制品、淀粉、高粱、通心粉、马铃薯、甘薯、山芋等。谷类和薯类是我国人民主要的能量来源,我们每一餐都离不开米饭、馒头、大饼、面条或者其他谷类、薯类制品。在农村,这些谷类食物占到居民一日三餐提供能量的 80% 以上,而城市居民也超过50%。

主食是指组成当地居民主要能量来源的食物,对我们中国人来说即是谷类作物,如大米、白面、玉米及其制品,有的地方薯类也是主食的一部分。

目前仍有很多人认为摄入碳水化合物会导致发胖,因此往往减少对碳水化合物的摄入。专家强调:人是否长胖的一个主要原因是由于总能量的摄入量超过了消耗量。如果增加了碳水化合物的摄入,同时又减少了脂肪的摄入,摄入的总能量就不会超标。如今,作为国际运动营养专业领域的一个普遍共识,许多国家均推崇运动员每餐食用不低于两种富含碳水化合物的食物。

专家指出:日常的碳水化合物来源非常丰富,但健康并且低脂的才为优质碳水化合物。除了我们所熟悉的谷类、面食外,马铃薯是极佳的碳水化合物来源,一个中等大小的带皮马铃薯(148 克)的碳水化合物总量为 26

克,并且不含脂肪和胆固醇。

同时,马铃薯钾的含量非常丰富,其钾的含量比香蕉还要高,也比一般的谷类要高很多。钾有助于维持正常神经冲动的传递、帮助肌肉正常收缩,预防肌肉痉挛。此外,马铃薯还有一个不为人知的优点,就是含有非常丰富的膳食纤维。一个中等大小的带皮马铃薯含有 2 克膳食纤维,约占人体每日所需膳食纤维摄入量的 8%。

专家说,在运动膳食中马铃薯一直以来备受推崇,如烤马铃薯、马铃薯沙拉、牛肉炖马铃薯等这些菜肴会经常出现在运动员赛前和比赛期间的食谱中。

(三)选择奶类

奶类是指鲜奶及所有以奶为主要原料制成的产品的总称,包括原料奶、巴氏消毒奶、超高温灭菌奶、酸奶、奶粉、炼乳、黄油、冰淇淋、雪糕、干酪等。

(四)选择荤食

荤食包括鱼肉炎、蛋类及猪、牛、羊等畜肉类,鸡、鸭、鹅等禽肉类。

1. 减少肉类中嘌呤的方法

(1)鱼肉类:嘌呤为水溶性物质,在高温

下更易溶于水。所以,痛风患者在食用鱼肉类食物时可先用沸水氽过后再烹饪,这样就能减少此类食物中的嘌呤含量,同时也减少了能量。

(2)蔬菜类:痛风患者在进食肉类时,常需弃汤后食用,但是鸡汤或骨头汤在溶出嘌呤的同时,也溶出肉类的精华。将蔬菜加入汤中炖,能吸取汤中的精华,使蔬菜味美甘甜。但痛风患者应尽量少吃此类菜,以免诱发痛风急性发作。

(3)微波炉或不粘锅:痛风患者在饮食方面必须控制每日所需的能量,均衡各种营养成分的摄取。使用微波炉或不粘锅可避免因使用油而造成的能量过多,同时也减少了维生素的丢失。所以,对痛风患者而言,微波炉或不粘锅是合理烹饪不可缺少的厨具。

(4)烤箱:既能除去多余的油,以降低能量,又能烤出香喷喷的美食。此外,烤鱼或肉时在盘底铺上铝箔纸,可吸去溶出的嘌呤和油,从而降低食物中的嘌呤含量和能量。

(5)调味品:痛风合并高血压患者因要限制食盐的摄入而使菜肴清淡乏味,可通过葱、姜、蒜、胡椒、香油等调料而使味道变得鲜美可口。

(五)选择蔬菜类

大部分蔬菜均属于低嘌呤食物(图 6)。

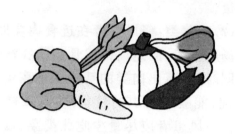

图6　大部分蔬菜属于低嘌呤食物

蔬菜,是指可以做菜、烹饪成为食品的,除了粮食以外的其他植物(多属于草本植物)。蔬菜是人们日常饮食中必不可少的食物之一,可提供人体所必需的多种维生素和矿物质。据国际粮农组织 1990 年统计,人体必需的90%维生素 C、60%维生素 A 来自蔬菜。此外,蔬菜中还有多种多样的植物化学物质,是人们公认的对健康有效的成分,如类胡萝卜素、二丙烯化合物、甲基硫化合物等。根据相关国家的医学机构研究表明:人每天至少要食用500~1 000 克的蔬菜。目前果蔬中的营养素可以有效预防慢性退行性疾病的多种物质正在被人们研究发现。

据估计,目前世界上有 20 多亿或更多的人受到环境污染而引起多种疾病,如何解决因环境污染产生大量氧自由基的问题日益受到人们关注。解决的有效办法之一,是在食物中增加抗氧化剂协同清除过多有破坏性的活性氧、活性氮。研究发现,蔬菜中有许多维生素、矿物质、微量元素及相关的植物化学物质、酶等,都是有效抗氧化剂,所以蔬菜不仅是低糖、低盐、低脂的健康食物,还能有效地减轻环境污染对人体的损害,同时蔬菜还对各种疾病起预防作用。

1. 十字花科甘蓝类蔬菜 如青花菜、花菜、甘蓝、叶甘蓝、芥蓝等含有吲哚类(^{13}C)萝卜硫素、异硫氰酸盐、类胡萝卜素、维生素 C 等,对防治肿瘤、心血管病有较好的作用,特别是青花菜。

2. 豆类 如大豆、毛豆、黑豆等所含的类黄酮、异黄酮、蛋白酶抑制剂、肌醇、大豆皂苷、维生素 B,对降低血胆固醇调节血糖,减低癌症发病及防治心血管、糖尿病有良好作用。

3. 芦笋 含有丰富的谷胱甘肽、叶酸,对防止新生儿脑神经管缺损,防肿瘤有良好作用。

4. 胡萝卜 含有丰富的类胡萝卜素及大量可溶性纤维素,有益于保护眼睛,提高视力,可降低血胆固醇,可减少癌症与心血管病发病。

5. 葱、蒜类蔬菜 有丰富的二丙烯化合物,甲基硫化物等多种功能的植物化学物质,有利于防治心血管疾病,常食可预防癌症,还有消炎杀菌等作用。

6. 茄果类蔬菜 番茄中丰富的茄红素高抗氧化剂能抗氧化,降低前列腺癌及心血管疾病的发病。茄子中含有多种生物碱,有抑癌、降低血脂、杀菌、通便作用。辣椒、甜椒含丰富维生素、类胡萝卜素、辣椒多酚等,能增强血凝溶解,有天然阿司匹林之称。

7. 黄瓜 所含的蛋白酶有助于人对蛋白质的吸收。

8. 芹菜 是一二年生草本植物,含有芹菜油、蛋白质、矿物质和丰富的维生素。除做蔬菜外,还有止血、利尿、降血压等功能。

9. 辣椒 又叫番椒、海椒、辣子、辣角、秦椒等,是一种茄科辣椒属植物。果实通常成圆锥形或长圆形,未成熟时呈绿色,成熟后变成鲜红色、黄色或紫色,以红色最为常见。辣椒的果实因果皮含有辣椒素而有辣味,能增进食欲。辣椒中维生素 C 的含量在蔬菜中居第一位。小小一颗辣椒中,维生素 A、B 族维生素、维生素 C、维生素 E、维生素 K、胡萝卜素、叶酸等维生素全都包括了。其次,辣椒中还含有钙和铁等矿物质以及膳食纤维。

(六)选择水果类

水果基本上都属于低嘌呤食物,可以放心食用。

1. 各种水果的特点

(1)香蕉:吃香蕉能帮助内心软弱、多愁善感的人驱散悲观、烦躁的情绪,保持平和、快乐的心情。这主要是因为它能增加大脑中使人愉悦的 5-羟色胺物质的含量。抑郁症患者脑中 5-羟色胺的含量就比常人要少。

香蕉性凉,可降血压、去燥。畏寒体弱和胃虚的人不适宜于吃香蕉。因为香蕉在胃肠中消化得很慢,对胆囊不好。香蕉性寒,含钠盐多,患有慢性肾炎、高血压、水肿症者尤应慎吃。由于香蕉含糖量大,糖尿病患者亦不宜多吃。

(2)草莓:吃草莓能培养耐心,因为它属于低矮草茎植物,生长过程中易受污染,因此,吃之前要经过耐心清洗:先摘掉叶子,在流水下冲洗,随后用盐水浸泡 5～10 分钟,最后再用凉开水浸泡 1～2 分钟。之后,才可以将这粒营养丰富的"活维生素(维生素食品)

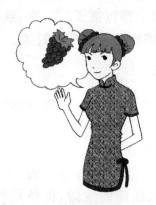

丸"吃下。

（3）葡萄（葡萄食品）：葡萄特别适合懒惰的人吃，因为最健康（健康食品）的吃法是不剥皮、不吐子（图 7）。葡萄皮和葡萄子比葡萄肉更有营养。红葡萄酒之所以比白葡萄酒拥有更好的保健（保健食品）功效，就是因为它连皮一起酿造。而法国波尔多大学的科研人员也发现，葡萄子（葡萄子食品）中含量丰富的增强免疫、延缓衰老的物质，进入人体后有 85％被吸收利用。葡萄皮的内膜上富有丰富的营养，但是皮和核还是不吃为妙，它们很难消化，也容易胀气。

图 7　葡萄特别适合懒惰的人吃

（4）梨：是令人生机勃勃、精力十足的水果（水果食品）。它水分充足，富含维生素 A、维生素 B、维生素 C、维生素 D、维生素 E 和微量元素碘，能维持细胞组织的健康状态，帮助器官排毒、净化，还能软化血管，促使血液将更多的钙（钙食品）质运送到骨骼。但吃梨时一定要细嚼慢咽才能较好的吸收。

梨富有维生素和水分。但性寒,食之过多则伤阳气,身体阳虚、畏寒肢冷者、脾胃虚弱者、产妇不宜多吃或者最好不吃。

(5)柚子:柚子是保证人体健康,使心血管系统健康运转的水果。它含有的果胶能降低低密度脂蛋白,减轻动脉血管壁的损伤,维护血管功能,预防动脉硬化和心脏病。研究者还发现吃 8 只柚子能明显促进运动(运动食品)中受伤的组织器官恢复健康。

柚子有"天然水果罐头"之称,味甘酸、性寒。含有非常丰富的蛋白质、有机酸、维生素以及钙、磷、镁、钠等人体必需的元素。具有理气化痰,健脾健胃,润肺补血,清肠通便等功效。

(6)苹果(苹果食品):每天吃少量的苹果就能预防多种疾病,常吃苹果来预防癌症,因为其中含量丰富的天然抗氧化剂能够有效清除自由基,降低癌症(癌症食品)发生率。苹果富含纤维物质,可降低心脏病发病率,还可以减肥。另外,还有补心润肺、生津解毒、益气和胃、醒酒平肝的功效。苹果含有大量的碳水化合物和钾盐,摄入过多不利于心、肾保健。患有冠心病、心肌梗死、肾脏病、糖尿病的患者不宜多吃。

(7)番茄:乃是特具茄红素的超级食物,可抑制体内自由基的产生,防止细胞病变,并且富含柠檬酸与苹果酸,能清热解毒、保肝利尿,对改善宿醉十分有效。

(8)柠檬:含有黄酮类,可杀灭多种病原菌,并且富含柠檬酸及柠檬油精,有助于增加肝脏的酵素含量,加速分解致癌的化学物质,清除积存于肝脏内的杂质与毒素。

(9)西瓜:饱含水分与果糖、多种维生素、矿物质及氨基酸,除了改善中暑发热、汗多口渴、小便量少、尿色深黄外,有口腔炎、便血、酒精中毒者均适宜多吃,疗效显著。西瓜含水量多,是盛夏消暑佳果,但肉质寒凉,年迈体虚者多吃易发生腹痛或腹泻。心力衰竭者和水肿严重的患者也不宜多吃。

(10)杨桃:中医学认为,杨桃具有清热解毒、生津利尿的功效。适用于风热咳嗽、牙痛、口腔溃疡、尿道结石、酒精中毒、小便不利等症,尤其对正进行放射治疗的癌症患者,多吃杨桃有防护黏膜损伤的疗效。肾功能异常者千万不可吃。

(11)猕猴桃:营养丰富,不但可补充人体营养,还可防止致癌物质亚硝胺在体内生成。

另外,有降低胆固醇及甘油三酯的作用。猕猴桃含有蛋白质、脂肪、糖、钙、磷、铁、镁、钠、钾及硫等,还含有胡萝卜素。另外,还具有药用价值,适用于消化不良、食欲缺乏、呕吐及维生素缺乏等症。但猕猴桃性寒,易伤脾阳而引起腹泻,故不宜多食。脾胃虚寒者应慎食。先兆性流产、月经过多和尿频者忌食。

(12)荔枝:有生津益智、健美养颜作用。常吃补脾益肝悦颜,生血、养心神,常食荔枝可使人面色红润,身体健康。荔枝连续大量地食用,会使人脸色苍白,产生头晕、心慌、冒冷汗、打呵欠、乏力等症状,这是由于荔枝引起外源性低血糖反应所致,医学上称之为"荔枝病"。

(13)榴莲:含有丰富的蛋白质和脂类,对机体有很好的补养作用,是良好的果品类营养来源。榴莲有特殊的气味,不同的人感受不同,有的人认为其臭如猫屎,有的人认为香气馥郁。榴莲的这种气味有开胃、增进食欲之功效,其中的膳食纤维还能促进肠蠕动。榴莲性热而滞,相当燥火,故不适合燥火重的青年人吃。

(14)火龙果:营养丰富,功用独特,对人体健康有绝佳的功效。它含有一般植物少有的植物性白蛋白及花青素、丰富的维生素和水溶性膳食纤维。白蛋白是具黏性、胶质性的物质,对重金属中毒具有解毒的功效。

(15)桃:性温,味甘酸,能消暑止渴、清热润肺,有"肺之果"之称,适宜肺病患者食用。桃果实营养丰富,尤其铁的含量较丰富,是缺铁(铁食品)贫血患者的理想食疗佳果。此外,桃含钾多,含钠少,适宜水肿患者食。炎夏食桃,可养阴生津,润肠燥。

(16)山楂:含有丰富的维生素C、多种人体必需氨基酸和多种有机酸,铁、钙含量为各类水果之冠,还含有黄酮类物质,营养丰富。有重要的药用价值,自古以来,就成为健脾开胃、消食化滞、活血化痰的良药。

(17)柑橘:味甘酸,性凉。有理气润肺、醒酒止痢的功效。橘子可以化湿去痰、解毒止咳、治疗腰痛乳痈等症。但"阴常不足,阳常有余"的人应少吃,以免"上焦火盛"。柑橘性凉,胃、肠、肾、肺功能虚寒的老年人不可多吃,以免诱发腹痛、腰膝酸软等症状。橘子吃多了还容易上火,引起口角生疮、目赤肿毒,诱发痔疮。

(18)甘蔗:含糖量十分丰富,而且极易被人体吸收利用。此外还含有多量的铁、钙、磷、锰、锌等人体必需的微量元素,其中铁的含量特别多。富有纤维,反复咀嚼就像用牙刷刷牙一样。由于甘蔗性寒,脾胃虚寒、胃脘寒痛者不宜食用。

2. 吃水果注意事项 任何一种水果吃太多,无论体质再好,身体都会受不了。如苹果,虽然我们常说"每日一苹果,医生远离我",但吃过量会伤脾胃。荔枝吃多了会降低消化功能,影响食欲,产生恶心、呕吐、冒冷汗等现象;瓜果类由于水分多,吃多了会冲淡胃液,引起消化不良、腹痛、腹泻;荔枝、龙眼吃多都容易上火、燥热。均衡饮食不仅要注意"质",更重要的是在乎"量",所以吃时记得用脑,仔细考虑是否适合自己(图 8)。

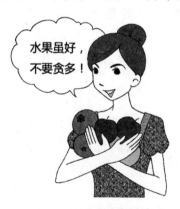

水果虽好,不要贪多!

图 8　食用水果要注意量

(七)选择油脂类

油脂类包括:植物油、瓜子油、黄油、奶油、杏仁、核桃、榛子、干果。

1. 不饱和脂肪酸较多的油类 包括大豆油、葵花子油、玉米油、红花油、胡麻油等。适合膳食荤素搭配的各类人群食用,特别是吃动物性食品较多、植物性食品较少的人。

2. 单不饱和脂肪酸较多的油类 包括橄榄油和茶子油,适合膳食荤素搭配的各类人群食用,因其降血脂效果较好,特别适合中老年人和高脂血症患者。

3. 不饱和脂肪酸较为均衡的油类 包括花生油和香油,适合各类人群食用。

4. 饱和脂肪酸较多的油类 包括棕榈油、猪油、牛油、羊油、奶油、植物奶油、椰子油等。适合很少食用动物性食品的人食用。

(八)选择饮料

饮料是指以水为基本原料,由不同的配方和制造工艺生产出来,供人们直接饮用的液体食品,包括矿泉水、苏打水、可乐、汽水、麦乳精、茶、果汁、咖啡、巧克力、可可、果冻等。饮料除提供水分外,由于在不同品种的饮料中含有不等量的糖、酸乳及各种氨基酸、维生素、矿物质等营养成分,因此有一定的营养。

饮料一般可分为含酒精饮料和无酒精饮料。无酒精饮料又称软饮料。酒精饮料系指供人们饮用且乙醇(酒精)含量在 0.5% ～

65％(V/V)的饮料,包括各种发酵酒、蒸馏酒及配制酒。无酒精饮料是指酒精含量＜0.5％(V/V),以补充人体水分为主要目的的流质食品,包括固体饮料。

按照国标 10789-2007 饮料通则,将无酒精饮料分为果蔬汁饮料类、蛋白饮料类、包装饮用水类、茶饮料类、咖啡饮料类、固体饮料类、特殊用途饮料类、植物饮料类、风味饮料类、其他饮料类等。

(九)选择豆制品

谁都知道,豆类对健康的好处实在太多,但还是很难扭转人们的一个固有观念——痛风患者不能吃豆类食品,无论是豆浆、豆腐还是红豆绿豆,似乎痛风患者和高尿酸血症的患者就只能绕道而行。理由呢,自然是嘌呤含量太高这一条。难道豆制品和豆类真的会引起痛风吗?

虽然大豆的嘌呤含量略高于瘦肉和鱼类,但经过加工,制成豆腐、豆腐干等之后,因为挤去了"黄浆水",其中溶解了很大一部分嘌呤,因而豆腐、豆腐干等产品的嘌呤含量已经大幅度下降,其含量比肉类鱼类还要低,高尿酸血症的患者可以用豆制品来部分替代鱼肉类。同时,打豆浆的时候加入大量水分,故而豆浆中所含嘌呤已经被稀释,每日喝一杯豆浆(注意不是大量喝)并不会引起嘌呤摄入量的明显增加。至于红豆绿豆之类,原本嘌呤含量就偏低,每天吃的数量又很少,在煮粥或打豆浆时加一小把,不会对痛风患者产生不良影响。

其实,仔细想想就能明白。痛风患者发病前都是怎么吃的?无非是大鱼大肉,海鲜河鲜,加上啤酒白酒的生活。没听说谁是因为每天吃青菜豆腐粗粮豆类而患上痛风的。

不过,这些逻辑分析似乎还不能说服大部分医生,他们还在继续给高尿酸血症患者提供着"不能吃豆""不能吃豆制品""不能喝豆浆"之类的忠告。如果看看下面两篇有关大豆与痛风的文献,或许会更加信服一些。

《亚太临床营养学杂志》2011 年的一篇报告调查了亚太地区的医学工作者,结果有48%的人认为大豆制品会导致痛风。然而,现有的 6 项相关流行病学报告证实,食用大豆制品和血尿酸水平、高尿酸血症及痛风发作之间没有任何关系。膳食干预研究发现,食用大豆制品的确升高了血尿酸水平,但升高的幅度非常有限,完全达不到值得引起临床关注的水平。笔者的结论是,以现有的临

床和流行病学证据而论,完全不支持"吃大豆
制品会导致痛风"的医疗传说。

　　另一项在中国中年男性中间进行的研究
发现,膳食中的蛋白质总摄入量与高尿酸血
症之间有相关性,但其中动物性蛋白质有提
升危险的趋势,而植物性蛋白质则有降低发
生高尿酸血症危险的趋势。在所有食物类别
当中,海鲜类食物与高血尿酸水平之间的关
系最为紧密,大豆制品则呈现负相关关系,而
嘌呤含量较高的蔬菜及各种肉类与血尿酸水
平没有显著相关性。研究者的结论是,吃海
鲜类食物增加患高尿酸血症的危险,而豆制
品则降低这种危险。

　　临床营养研究认为,在高尿酸血症发生
的问题上,内源性代谢紊乱是主要原因,外源
性高嘌呤食物是次要原因。引起内源性尿酸
产生增加的食物因素,如酒精和甜饮料,本身
并不含有嘌呤;而大豆、粗粮等食物虽然比精
白米、精白面粉嘌呤含量略高,但并不会大幅
度增加内源性的嘌呤物质产生。

　　因此,或许我们应当这样对高尿酸血症
患者提供忠告:用豆腐替代一部分鱼虾肉类
是无害的。如果没有吃豆腐,那么豆浆可以
喝一杯,但是千万不要在里面放糖。

温馨忠告:说血尿酸高的人可以适量吃豆制品,是说替代鱼肉蛋类食品,蛋白质和嘌呤总量不能增加(图9)。绝不能在吃鱼肉蛋

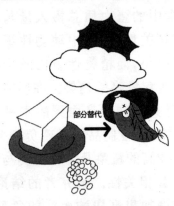

部分替代

图9 高尿酸血症患者可用豆制品替代部分鱼肉类

之外再加豆制品。量也要控制,建议限制在每日30克大豆之内,换算成北豆腐不超过90克,或浓豆浆不超过1碗。不建议服用任何蛋白粉类产品,少吃仿肉类豆制品,不吃豆腐油炸、卤制等做成的小零食。如果食用后身体有任何不适,立刻停止。

肥胖是痛风的重要风险因素,所以绝不能因为某些高脂肪食物嘌呤含量低就放心食用。例如,炸薯片嘌呤含量甚低,但它不仅营养价值低,而且对于控制体重极为不利,更不适合痛风患者食用。相比而言,有研究证实,

豆类食物有利于提高饱腹感和控制体重。

这里要特别提醒的是,富含果糖的食物和甜饮料,它们绝对不适合痛风患者食用。血液中果糖含量上升,会导致三磷腺苷分解加速,使血尿酸和尿液中的尿酸含量迅速增加。

流行病学研究也有大量证据表明,多喝甜饮料会大大增加女性患痛风的危险。2010年发表的一项研究表明,在22年的追踪当中发现,含糖碳酸饮料与痛风危险有显著相关性,每天喝1听以上的含糖碳酸饮料,与一个月才喝一听的女性相比,患痛风的危险是后者的1.74倍,而每天喝2听或更多的人是2.39倍。在12~18岁青少年中所做的5年跟踪调查也发现,喝含糖饮料显著提高了血尿酸水平。

碳酸饮料被人们所喜爱的原因之一就是清凉感,而这种低温下变得更甜的感觉是果糖所带来的。即便是蔗糖(日常所吃的白糖),分子中也含有一半的果糖,同样有促进血尿酸提高的作用。由于果葡糖浆和蔗糖是日常甜食的最主要甜味来源,因此各种含糖饮料和含糖食品均有促进痛风发生的潜在危险应尽量减少上述饮料和食品的摄入量(图10)。

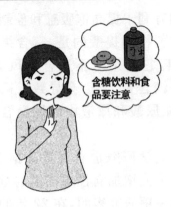

图 10 含糖饮料和食品要注意

四、推荐九种美味佳肴

(一)炒丝瓜

(1)主料:丝瓜 250 克。

(2)调料:葱 10 克,姜丝 5 克,枸杞子 5 克,味精 2 克,食盐 2 克,植物油 15 克。

(3)制作:丝瓜去皮,洗净,切成薄片。油烧至九成热时,加入姜丝、葱爆香后,放入枸杞子炒匀,放入丝瓜、食盐翻炒至丝瓜熟时,加入味精稍炒即成。

(4)营养分析:每 100 克含蛋白质 $1.4\sim$ 1.5 克,脂肪 0.1 克,碳水化合物 $4.3\sim4.5$ 克,粗纤维 $0.3\sim0.5$ 克,灰分 0.5 克,钙 $18\sim$ 28 毫克,磷 $39\sim45$ 毫克,维生素 $B_2 0.03\sim$ 0.06 毫克,烟酸 $0.3\sim0.5$ 毫克,维生素 C $5\sim8$ 毫克。还有皂苷、植物黏液、木糖胶、丝瓜苦味质、瓜氨酸等。

(5)推荐理由:丝瓜具有解毒消痛,化瘀清热的作用。适合痛风患者食用。丝瓜可以祛风通络,行血清热,还有利尿作用,能增加尿量,促进尿酸排出,因而使痛风症状减轻。丝瓜中含防止皮肤老化的 B 族维生素,增白皮肤的维生素 C 等成分,能保护皮肤、消除斑块,使皮肤洁白、细嫩,是不可多得的美容佳品,故丝瓜汁"美人水"之称。女士多吃丝瓜还对调理月经不调有帮助。

丝瓜中维生素 C 含量较高,可用于抗坏血酸病及预防各种维生素 C 缺乏症;由于丝瓜中 B 族维生素含量高,有利于小儿大脑发育及中老年人大脑健康;丝瓜藤茎的汁液具有保持皮肤弹性的特殊功能,能美容去皱;丝瓜提取物对乙型脑炎病毒有明显预防作用,在丝瓜组织培养液中还提取到一种具抗过敏性物质,其有很强的抗过敏作用。

(6)应用人群:一般人群均可食用。月经不调者,身体疲乏、痰喘咳嗽、产后乳汁不通的妇女适宜多吃丝瓜

(7)制作指导

①丝瓜不宜生吃,可烹食,煎汤服;或捣汁涂敷患处。

②丝瓜汁水丰富,宜现切现做,以免营养成分随汁水流失。

③烹制丝瓜时应注意尽量保持清淡,油要少用,可勾稀芡,用味精或胡椒粉提味,这样才能突出丝瓜香嫩爽口的特点。

④丝瓜的味道清甜,烹煮时不宜加酱油

和豆瓣酱等,以免抢味。

(8)注意事项:丝瓜性寒滑,多食易致泄泻,不可生食。体虚内寒、腹泻者不宜多食。

(二)赤小豆鲫鱼汤

(1)主料:鲫鱼 800 克,赤小豆 150 克,桑白皮 100 克。

(2)调料:姜 3 克,陈皮 2 克,食盐 3 克

(3)制作:鲫鱼去鳞、鳃,去内脏,洗净备用;赤小豆洗净,浸泡;桑白皮洗净。鲫鱼、赤小豆、桑白皮、老姜、陈皮放入开水锅内,小火煮 2 小时,加食盐调味即可。

(4)营养分析:赤小豆 100 克含水分 12.6 克,蛋白质 20.2 克,脂肪 0.6 克,碳水化合物 63.4 克,膳食纤维 7.7 克,维生素 A 13 微克视黄醇当量,胡萝卜素 80 微克,维生素 B_1 0.16 毫克,维生素 B_2 0.11 毫克,烟酸 2 毫克,维生素 E 14.36 毫克,钙 74 毫克,磷 305 毫克,钾 860 毫克,钠 2.2 毫克,镁 138 毫克,铁 7.4 毫克,锌 2.2 毫克,硒 3.8 微克,铜 0.64 毫克,锰 1.33 毫克。

(5)推荐理由

①鲫鱼所含的蛋白质质优、齐全、易于消化吸收,是肝肾疾病,心脑血管疾病患者的良好蛋白质来源,常食可增强抗病能力。痛风、

肝炎、肾炎、高血压、心脏病,慢性支气管炎等疾病患者可经常食用

②鲫鱼有健脾利湿,和中开胃,活血通络、温中下气之功效,对脾胃虚弱、水肿、溃疡、气管炎、哮喘、糖尿病有很好的滋补食疗作用;产后妇女炖食鲫鱼汤,可补虚通乳

③鲫鱼肉嫩味鲜,可做粥、做汤、做菜、做小吃等。尤其适于做汤,鲫鱼汤不但味香汤鲜,而且具有较强的滋补作用,非常适合中老年人和病后虚弱者食用,也特别适合产妇食用。

④赤小豆富含淀粉,因此又被人们称为"饭豆",它具有"添津液、利小便、消胀、除肿、止吐"的功能,被李时珍称为"心之谷"。赤小豆是人们生活中不可缺少的高营养、多功能杂粮。

(6)应用人群:一般人群均可食用。适宜慢性肾炎水肿,肝硬化腹水,营养不良性水肿之人食用;适宜孕妇产后乳汁缺少之人食用;适宜脾胃虚弱,饮食不香之人食用;适宜小儿麻疹初期,或麻疹透发不快者食用;适宜痔疮出血,慢性久痢者食用。

(7)赤小豆食疗作用:赤小豆可整粒食用,一般用于煮饭、煮粥、做赤小豆汤或冰棍、

雪糕之类。用于菜肴有赤小豆排骨汤等。由于赤小豆淀粉含量较高，蒸后呈粉沙性，而且有独特的香气，故常用来做成豆沙，以供各种糕团面点的馅料。赤小豆还可发制赤小豆芽，食用同绿豆芽。

现代研究认为，赤小豆中含有多量对于治疗便秘的纤维，及促进利尿作用的钾。此两种成分均可将胆固醇及盐分、身体不必要的成分排泄出体外，因此被视为具有解毒的效果。赤小豆还可用于治疗心脏性和肾脏性水肿、肝硬化腹水、脚气病水肿和外用于疮毒之症，都有一定效果。赤小豆水提取液对金黄色葡萄球菌、福氏痢疾杆菌和伤寒杆菌等有抑菌作用。赤小豆煮汤饮服，可用于治疗肾脏、心脏、肝脏、营养不良、炎症等多种原因引起的水肿。

赤小豆以粒紧、色紫赤者为佳，健脾利水，解毒消痈，清利湿热。赤小豆煮粥食之，有健脾胃、利水湿的作用。凡脾虚不运、腹水胀满、小便不利、黄疸、泻痢者，皆可食之。小豆煎水或入药，有清热利水的功效，可治急性肠痈、痔痢下血、风疹瘙痒等。生豆杵末，鸡蛋清调匀外涂，可治热毒痈肿。

《本草纲目》说："治产难，下胞衣，通乳

汁"。"行津液,利小便,消胀、除肿、治呕,而治下痢肠澼,解酒病,除寒热痈肿,排脓散血。"中医学认为,赤小豆性平,味甘、酸,无毒。有滋补强壮,健脾养胃,利水除湿,和气排脓,清热解毒,通乳汁和补血的功能。不仅可用于跌打损伤,瘀血肿痛,且对于一切痈疽疮疖及赤肿(丹毒)也有消毒功用,特别有利于各种特发性水肿患者的食疗。

与赤小豆相宜的食物有:鸡肉,补血明目,祛风解毒,营养全面。鲢鱼,祛除脾胃寒气,消肿去瘀。南瓜,健美润肤。鲤鱼,利水消肿。乌骨鸡,滋阴养血,利水消肿。花生、大枣,补益心脾,利水消肿。

与赤小豆相克的食物有:猪肉,同食易引起腹胀气滞。羊肚,性味功能相反。羊肝,同食易发生食物中毒。粳米,引发口疮。

(8)注意事项:赤小豆久食则令人黑瘦结燥。中药另有一种红黑豆,系广东产的相思子,特点是半粒红半粒黑,注意鉴别,切勿误用。阴虚而无湿热者及小便清长者忌食。感冒发热期间不宜多吃。鲫鱼不宜和大蒜、砂糖、芥菜、沙参、蜂蜜、猪肝、鸡肉、野鸡肉、鹿肉,以及中药麦冬、厚朴一同食用。吃鱼前后忌喝茶。

(三)马铃薯炖茄子尖椒

(1)主料:马铃薯(黄皮)250克,茄子(紫皮、长)200克,辣椒(青,尖)100克,黄瓜50克,胡萝卜25克。

(2)调料:酱油3克,食盐4克,味精5克,花椒3克,大葱10克,姜10克,大蒜(白皮)5克,猪油(炼制)20克。

(3)制作:将长茄子去蒂,洗净,切成块;马铃薯去皮,切滚刀块;葱、姜切丝,蒜切片备用;花椒放碗内加水泡制出花椒水待用;大尖辣椒去蒂、去子,斜切成段;黄瓜、胡萝卜均切成小方丁。将锅置于旺火上,放入猪油烧热,用葱丝、姜丝、蒜片炝锅,放入长茄子块煸炒一下,添入高汤(400克),放入马铃薯块、食盐、酱油、花椒水、味精;烧开后转中火炖至马铃薯块、长茄子块熟烂,加入大尖辣椒段、黄瓜丁、胡萝卜丁,再炖片刻,见汤汁已浓稠时盛出即可。

(4)营养分析:100克马铃薯中所含淀粉9%～20%,蛋白质1.5%～2.3%,脂肪0.1%～1.1%,粗纤维0.6%～0.8%,钙11～60毫克,磷15～68毫克,铁0.4～4.8毫克,维生素$B_1$0.03～0.07毫克,维生素$B_2$0.03～0.11毫克,烟酸0.4～1.1毫克。

除此以外,马铃薯块茎还含有禾谷类粮食所没有的胡萝卜素和维生素 C。从营养角度来看,它比大米、面粉具有更多的优点,能供给人体大量的能量,可称为"十全十美的食物"。人只靠马铃薯和全脂牛奶就足以维持生命和健康。因为马铃薯的营养成分非常全面,营养结构也较合理,只是蛋白质、钙和维生素 A 的量稍低;而这正好用全脂牛奶来补充。马铃薯块茎水分多、脂肪少、单位体积的能量相当低,所含的维生素 C 是苹果的 10 倍,B 族维生素是苹果的 4 倍,各种矿物质是苹果的几倍至几十倍不等,马铃薯是降血压食物。膳食中某种营养多了或缺了可致病,同样道理,调整膳食,也就可以"吃"掉相应疾病。

马铃薯含有大量碳水化合物,同时含有蛋白质、矿物质(磷、钙等)、维生素等。可以做主食,也可以作为蔬菜食用,或做辅助食品如薯条、薯片等,也用来制作淀粉、粉丝等,还可以酿酒。

(5)推荐理由:马铃薯是低嘌呤含量的薯类食品,可以烧煮作粮食或蔬菜,适合痛风及高尿酸血症患者食用。

(6)注意事项:马铃薯含有一些有毒的生物碱,主要是茄碱和毛壳霉碱,但一般经过

170℃的高温烹调,有毒物质就会分解。野生的马铃薯毒性较高,茄碱中毒会导致头痛、腹泻、抽搐,昏迷,甚至会导致死亡。但一般栽培的马铃薯毒性很低,很少有马铃薯中毒事件发生。栽培马铃薯一般含生物碱低于0.2毫克/克,一般超过200毫克才会导致中毒现象,相当于一次吃掉1.4千克生马铃薯。马铃薯储存时如果暴露在光线下,会变绿,同时有毒物质会增加;发芽马铃薯芽眼部分变紫也会使有毒物质积累,容易发生中毒事件,食用时要注意。

(7)马铃薯食疗作用:新膳食指南建议,每人每周应食薯类5次左右,每次摄入50～100克。每100克马铃薯含钾高达300毫克,是20多种经常食用的蔬菜水果中含钾最多的。日本一个研究发现,每周吃5～6个马铃薯,可使中风几率下降40％。超重,是摄入能量过多所致。如何吃掉肥胖? 一个方法是:多吃低能量食物。所以,新膳食指南将产能较低的谷类和薯类列为肥胖的主食,而限制产热较高的脂肪的摄入。

但很多人为了减肥,认为薯类含淀粉(糖)较多,视其为增肥食品,望而却步。这是误解。其中马铃薯、山芋等含水量高达70％

以上,真正的淀粉含量不过 20% 左右。而且,马铃薯中仅含有 0.1% 的天然脂肪。这是其他可做主食的食物所望尘莫及的。

马铃薯减肥是好招。马铃薯产能低,怎么还容易让人产生饱腹感呢?赵法伋教授介绍,这是因为薯类食品富含柔软的膳食纤维。膳食纤维是植物细胞的坚韧壁层,吃进人体后,不被吸收,也不提供能量,但因在新陈代谢中的作用不可或缺,所以继碳水化合物、蛋白质、脂肪、水、矿物质和维生素之后,被列为"第七类营养素"。

为何它容易产生饱腹感?因为纤维素的比重小、体积大,进食后充填胃腔,需要较长时间消化,延长了胃排空时间,这样就产生了饱腹感。马铃薯鲜薯可供烧煮作粮食或蔬菜。但鲜薯块茎体积大,含水量高,运输和长期贮藏有困难。为此,世界各国十分注意生产马铃薯的加工食品,如法式冻炸条、炸片、速溶全粉、淀粉及花样繁多的糕点 、蛋卷等。

(8)马铃薯主要功效

①延缓衰老。马铃薯有营养,是抗衰老的食物。它含有丰富的泛酸、B 族维生素及大量的优质纤维素,还含有微量元素、氨基酸、蛋白质、脂肪和优质淀粉等营养元素。经

常吃马铃薯的人身体健康,老得慢。

②减肥。马铃薯是富含膳食纤维及大量维生素、矿物质的食物,每 148 克马铃薯产生的能量仅为 100 卡,真正的淀粉含量不到 2%,只含 0.1% 的脂肪,是所有充饥食物中脂肪含量最低的。每天多吃马铃薯,可以减少脂肪摄入,可以让身体把多余脂肪渐渐代谢掉,消除肥胖者的心腹之患。马铃薯对人体有很奇妙的作用。瘦人吃能变胖,胖人吃能变瘦,常吃身段会变得苗条起来。认为自己身材不够理想的人,只要将马铃薯列为每日必吃食品,吃上一段时间,不必受节食之苦便能收到越贪吃越美丽的效果。不过,减肥者要注意的是要将马铃薯做主食而不是做菜来吃。每次吃大的 1 个就可以。

(四)木须瓜片

(1)主料:鸡蛋 150 克,黄瓜 100 克,木耳(水发)50 克,黄花菜(干)50 克。

(2)调料:食盐 3 克,味精 1 克,大葱 5 克,姜 2 克,植物油 35 克。

(3)制作:黑木耳用温水泡软;鸡蛋打入碗内,搅开;葱、姜洗净,切成末;黄瓜洗净,斜刀切成薄片;黄花菜用温水泡软,切段。炒锅加油烧热,放入蛋汁炒成蛋花倒出;原锅加油烧热,放葱、姜炒几下,再放瓜片、黄花、黑木耳、味精,食盐煸炒透,加入蛋花翻炒几下即可出锅。

(4)营养分析

①黄瓜。每100克含蛋白质0.6～0.8克,脂肪0.2克,碳水化合物1.6～2.0克,灰分0.4～0.5克,钙15～19毫克,磷29～33毫克,铁0.2～1.1毫克,胡萝卜素0.2～0.3毫克,维生素$B_1$0.02～0.04毫克,维生素$B_2$0.04～0.4毫克,烟酸0.2～0.3毫克,维生素C4～11毫克。此外,还含有葡萄糖、鼠李糖、半乳糖、甘露糖、木米糖、果糖、咖啡酸、绿原酸、多种游离氨基酸以及挥发油、葫芦素、黄瓜酶等。

②木耳。100克木耳含碳水化合物、蛋白质10.6克,脂肪0.2克及氨基酸、维生素、矿物质。

(5)注意事项

鸡蛋:与鹅肉同食损伤脾胃;与兔肉、柿子同食导致腹泻;同时不宜与甲鱼、鲤鱼、豆浆、茶同食。

木耳(水发):木耳不宜与田螺同食,从食物药性来说,寒性的田螺,遇上滑利的木耳,不利于消化,所以二者不宜同食。

患有痔疮者木耳与野鸡不宜同食,野鸡有小毒,二者同食易诱发痔疮出血。

木耳不宜与野鸭同食,野鸭味甘性凉,同时易消化不良。

(6)推荐理由:黄瓜能在人体内起到消毒消肿,清热利水等多方面的效果,其中的碱性成分、维生素 C、大量的水分及钾盐成分对于痛风患者来讲,起到中和尿酸,预防痛风的疗效。还有很多食疗作用。

①抗肿瘤。黄瓜中含有的葫芦素 C 具有提高人体免疫功能的作用,达到抗肿瘤目的。此外,该物质还可治疗慢性肝炎和迁延性肝炎,对原发性肝癌患者有延长生存期作用。

②抗衰老:黄瓜中含有丰富的维生素 E,可起到延年益寿,抗衰老的作用;黄瓜中的黄瓜酶,有很强的生物活性,能有效地促进机体新陈代谢。用黄瓜捣汁涂擦皮肤,有润肤,舒展皱纹功效。

③防酒精中毒。黄瓜中所含的丙氨酸、精氨酸和谷胺酰胺对肝脏患者,特别是对酒精性肝硬化患者有一定辅助治疗作用,可防治酒精中毒。

④降血糖。黄瓜中所含的葡萄糖苷、果糖等不参与糖代谢,故糖尿病患者以黄瓜代

淀粉类食物充饥,血糖非但不会升高,甚至会降低。

⑤减肥强体。黄瓜中所含的丙醇二酸,可抑制碳水化合物物质转变为脂肪。此外,黄瓜中的纤维素对促进人体肠道内腐败物质的排出和降低胆固醇有一定作用,能强身健体。

⑥健脑安神。黄瓜含有维生素 B_1,对改善大脑和神经系统功能有利,能安神定志,辅助治疗失眠症。

木耳中的胶质可把残留在人体消化系统内的灰尘、杂质吸附集中起来排出体外,从而起到清胃涤肠的作用。同时,它还有帮助消化纤维类物质功能,对无意中吃下的难以消化的头发、谷壳、木渣、沙子、金属屑等异物有溶解与烊化作用,因此,它是矿山、化工和纺织工人不可缺少的保健食品。它对胆结石、肾结石等内源性异物也有比较显著的化解功能。黑木耳能减少血液凝块,预防血栓等病的发生,有防治动脉粥样硬化和冠心病的作用。它含有抗肿瘤活性物质,能增强机体免疫力,经常食用可防癌抗癌。木耳味甘、性平,归胃、大肠经。具有益气润肺,补脑轻身,凉血止血,涩肠活血,强志养容等功效。适用于气虚或血热所致腹泻、崩漏、尿血、齿龈疼痛、脱肛、便血等病症。

(五)芥末拌白菜

(1)主料:白菜 500 克。

(2)调料:芥末 3 克,白糖 5 克,花椒 2克。

(3)制作:白菜洗净,用温水烫一下,凉后加入芥末;放入容器内再加白糖;在容器底部放上花椒,5 天后即可食用。

推荐理由:有"百菜之王"美誉的大白菜,不仅含有丰富的矿物质和维生素,所含的钙和维生素 C 比梨和苹果还高,特别适合补充钙质和维生素等,能促进沉积于组织内的尿酸盐溶解,促进尿液中的尿酸盐溶解,增加尿酸的排出,防止形成尿酸性结石。

(4)营养分析:白菜营养丰富,除含碳水化合物、脂肪、蛋白质、粗纤维、钙、磷、铁、胡萝卜素、维生素 B_1、烟酸外,尚含丰富的维生素,其维生素 C、维生素 B_2 的含量比苹果、梨分别高 5 倍、4 倍;微量元素锌高于肉类,并含有能抑制亚硝酸胺吸收的钼。

(5)推荐理由

①白菜含有丰富的粗纤维,不但能起到润肠、促进排毒的作用又刺激肠胃蠕动,促进

大便排泄,帮助消化的功能。对预防肠癌有良好作用。

②秋冬季节空气特别干燥,寒风对人的皮肤伤害极大。白菜中含有丰富的维生素C、维生素E,多吃白菜,可以起到很好的护肤和养颜效果。

③美国纽约激素研究所的科学家发现,中国和日本妇女乳腺癌发病率之所以比西方妇女低得多,是由于她们常吃白菜的缘故。白菜中有一些微量元素,它们能帮助分解同乳腺癌相联系的雌激素。

(6)应用人群:一般人均可食用。特别适合肺热咳嗽、便秘、肾病患者多食,同时女性也应该多吃。

(7)制作指导

①切白菜时,宜顺丝切,这样白菜易熟。

②烹调时不宜用煮焯、浸烫后挤汁等方法,以避免招致营养素的大量损失。

③大白菜在沸水中焯烫的时间不可过长,最佳的时间为20～30秒钟,否则烫得太软、太烂,就不好吃了。

④白菜在腐烂的过程中所产生的亚硝酸盐能使血液中的血红蛋白丧失携氧能力,使人体发生严重缺氧,甚至有生命危险,所以腐

烂的大白菜一定不能食用。

（8）食疗作用：白菜微寒、味甘、性平，归肠、胃经。中医学认为，白菜性微寒无毒，养胃生津，除烦解渴，利尿通便，清热解毒，为清凉降泄兼补益良品。可用于治感冒、支气管炎、咳嗽、食积、便秘、小便不利、冻疮等。吃白菜可防止坏血病。大白菜洗净，切碎，煎浓汤，每晚睡前洗冻疮患处，连洗数日即有效。白菜子则可解酒，对于酒醉不醒者，可用白菜子研末调"井华水"（即从水井中刚打上来的井水），服之有效。对于气虚胃冷的人，则不宜多吃白菜，以免恶心吐沫。若吃多了，可用生姜解之。

白菜能降低女性乳腺癌发生率。美国纽约激素研究所的科学家发现，中国和日本妇女乳腺癌率之所以比西方妇女低得多，是由于她们常吃白菜的缘故。白菜中有一些微量元素，它们能帮助分解同乳腺癌相联系的雌激素。白菜中的纤维素不但能起到润肠、促进排毒的作用，还能促进人体对动物蛋白质的吸收。冬季空气干燥，寒风对人的皮肤伤害很大，吃白菜能养颜护肤。白菜中含有的纤维素，可增强肠胃的蠕动，减少粪便在体内的存留时间，帮助消化和排泄，从而减轻肝、肾的负担,防止多种胃病的发生。白菜中所含的果胶,可以帮助人体排除多余的胆固醇。更主要的是白菜中还含有微量的钼,可抑制人体内亚硝酸胺的生成、吸收,起到一定的防癌作用。白菜中含钠也很少,不会使机体保存多余水分,可以减轻心脏负担。中老年人和肥胖者,多吃白菜还可以减肥。

(9)注意事项:大白菜性偏寒凉,胃寒腹痛、大便溏泻及寒痢者不可多食。

(六)黄瓜海蜇

(1)主料:海蜇皮(水发)300克,黄瓜200克。

(2)调料:姜10克,食盐5克,味精3克,醋10克,香油5克。

(3)制作:黄瓜和生姜分别洗净,切成细丝;水发海蜇皮放入清水中浸泡,切成细丝,再放入清水中浸泡,去净盐分和明矾,放入热水锅中焯一下,捞出沥干。将海蜇皮放入盆中,加入黄瓜丝、生姜丝、食盐、味精、醋和香油,拌匀装盘即成。

(4)推荐理由:海蜇含有人体需要的多种营养成分,尤其含有人们饮食中所缺的碘,是一种重要的营养食品。海蜇皮几乎不产生嘌呤,对尿酸无影响,是一种适合痛风患者食用的海产品。

①海蜇含有人体需要的多种营养成分，尤其含有人们饮食中所缺的碘，是一种重要的营养食品。

②含有类似于乙酰胆碱的物质，能扩张血管，降低血压。

③所含的甘露多糖胶质对防治动脉粥样硬化有一定功效。

④海蜇能软坚散结、行瘀化积、清热化痰，对气管炎、哮喘、胃溃疡、风湿性关节炎等疾病有益，并有防治肿瘤的作用；从事理发、纺织、粮食加工等与尘埃接触较多的工作人员常吃海蜇，可以去尘积、清肠胃，保障身体健康。

（5）应用人群：适宜中老年急慢性支气管炎，咳嗽哮喘，痰多黄稠之人食用；适宜高血压病，头昏脑涨，烦热口渴，以及大便秘结者服食；适宜单纯性甲状腺肿患者食用；适宜醉酒后烦渴者食用。

（6）制作指导

①食用凉拌海蜇皮时应适当放些醋，否则会使海蜇走味。

②有异味者为腐烂变质之品，不可食用；新鲜海蜇不宜食用，因为新鲜的海蜇含水多，

皮体较厚,还含有毒素,只有经过食用盐加明矾盐渍3次(俗称三矾),使鲜海蜇脱水3次,才能让毒素随水排净。

③海蜇皮配木耳,润肠,美肤嫩白,并能降血压,长期食用,有益健康。

④海蜇皮在食用前一定要用清水洗净,去掉盐、明矾、砂子,再用热水汆一下,然后切丝拌匀。

(7)注意事项:海蜇皮忌与白糖同腌,否则不能久藏。脾胃虚寒者慎食。

(七)酸辣洋葱

(1)主料:洋葱(白皮)600克,青椒20克。

(2)调料:植物油50克,陈醋30克,食盐3克,味精1克,白糖75克。

(3)制作:洋葱剥去老皮,洗净,切成菱形小丁;辣椒洗净,切成菱形丁。炒锅内倒入植物油,上火烧热后,将辣椒倒入炒香,再加入洋葱炒片刻,放入食盐、白糖、味精,最后烹入陈醋,翻炒均匀即可出锅。

(4)营养分析:洋葱营养丰富。据测定,每100克鲜洋葱头含水分88克左右,蛋白质1~1.8克,脂肪0.3~0.5克,碳水化合物5~8克,粗纤维0.5克,钙12毫克,磷46毫克,铁0.6毫克,维生素C14毫克,烟酸0.5

毫克,维生素 B_2 0.05 毫克,维生素 B_1 0.08 毫克,胡萝卜素 1.2 毫克。还含有咖啡酸、芥子酸、桂皮酸、柠檬酸盐、多糖和多种氨基酸。挥发油中富含蒜素、硫醇、三硫化物等。花蕾、花粉、花药等均含胡萝卜素。洋葱的致泪成分是环蒜氨酸,洋葱内所含的 S-丙烯基-L-半胱氨酸硫氢化物是环蒜氨酸的前体,在碱性条件下可环合成环蒜氨酸。

(5)推荐理由:洋葱的营养极其丰富,特别是它的特殊功效更是成为食物原料中的佼佼者。洋葱具有发散风寒、抵御流感、强效杀菌、增进食欲、促进消化、扩张血管、降血压、缓解痛风症状、预防血栓、降低血糖、防癌抗癌、清除自由基、防治骨质疏松症和感冒;并且还可治疗消化不良、食欲缺乏、食积内停等症。洋葱与青椒搭配,新鲜脆嫩,酸、辣、甜、咸,清香适口。

(6)注意事项

①因为洋葱属于温性蔬菜,阴虚内热,视物模糊者不宜常吃。

②糖尿病患者若按照该食谱制作菜肴,请将调料中的糖去掉。

(7)食疗作用

①发散风寒。因为洋葱鳞茎和叶子含有

一种称为硫化丙烯的油脂性挥发物,具有辛辣味。这种物质能抗寒,抵御流感病毒,有较强的杀菌作用。

②增进食欲。能刺激胃、肠及消化腺分泌,增进食欲,促进消化,且洋葱不含脂肪,其精油中含有可降低胆固醇的含硫化合物的混合物,可用于治疗消化不良、食欲缺乏、食积内停等症。量的铁、锌等。

③降血压。洋葱是惟一含前列腺素 A 的植物,是天然的血液稀释剂。前列腺素 A 能扩张血管、降低血液黏度,因而可产生降血压、减少外周血管阻力和增加冠状动脉血流量,预防血栓形成的作用;还能对抗人体内儿茶酚胺等升压物质的作用,促进钠盐的排泄,从而使血压下降。经常食用洋葱对高血压、高血脂和心脑血管病患者都有保健作用。

④降血糖。洋葱能帮助细胞更好地利用葡萄糖,同时降低血糖,供给脑细胞能量,是糖尿病、神志委顿患者的食疗佳蔬。洋葱中含糖、蛋白质及各种矿物质、维生素等营养成分,对机体代谢起一定作用,较好地调节神经,增强记忆,其挥发成分亦有较强的刺激食欲、帮助消化、促进吸收等功能。所含二烯丙基二硫化物及蒜氨酸等,也可降低血中胆固

醇和甘油三酯含量,从而可起到防止血管硬化作用。

⑤抗哮喘。洋葱含有至少三种抗炎的天然化学物质,可以治疗哮喘。由于洋葱可以抑制组胺的活动,而组胺正是引起哮喘过敏症状的化学物质。洋葱可以使哮喘的发作几率降低 50% 左右。

⑥其他作用

·安神助眠。取洋葱适量,洗净,捣烂,置于小瓶内盖好,睡前稍开盖,闻其气味,10分钟内即可入睡,洋葱特有的刺激成分,会发挥镇静神经、诱人入眠的神奇功效。一般在使用 10～30 日,睡眠就会明显改善。

·发汗退热。感冒的时候,喝加入了洋葱的葱味热汤,很快就可发汗退热。

·通鼻。如果鼻塞,以一小片洋葱抵住鼻孔,洋葱的刺激气味,会促使鼻子瞬间畅通起来。

·止咳。如果咳嗽,以纱布包裹切碎的洋葱,覆盖于喉咙到胸口,也可以很快抑制咳嗽。

·抗衰老、抗癌。洋葱含有的半胱氨酸、谷胱甘肽分别具有抗衰老、抗癌作用。

(八)虾油莴苣

(1)主料:莴笋 300 克,红尖辣椒 25 克。

(2)调料:虾油 20 克,醋 4 克,味精 2 克,胡椒粉 3 克,食盐 4 克。

(3)制作:将莴苣切细丝,入凉水中浸泡后捞出,沥干水分;将红尖辣椒切细丝。莴苣丝、红尖椒丝加调料拌匀,装盘即可。

(4)营养分析:莴苣的营养成分很多,包括蛋白质、脂肪、碳水化合物、灰分、维生素 A 原、维生素 B_1、维生素 B_2、维生素 C 及微量元素钙、磷、铁、钾、镁、硅等和食物纤维,故可增进骨骼、毛发、皮肤的发育,有助于人的生长。近年的研究发现,莴苣中含有一种芳香烃羟化脂,能够分解食物中的致癌物质亚硝胺,防止癌细胞形成,对于消化系统的肝癌、胃癌等,有一定的预防作用,也可缓解癌症患者的放疗或化疗反应。

每 100 克莴苣含水分 96.4 克,蛋白质 0.6 克,脂肪 0.1 克,碳水化合物 1.9 克,粗纤维 0.4 克,钙 7 毫克,磷 31 毫克,铁 2 毫克,胡萝卜素 0.02 毫克,维生素 B_1 0.03 毫克,维生素 B_2 0.02 毫克,烟酸 0.5 毫克。

(5)推荐理由:莴笋清热利水,对痛风患者有补益作用。颜色青翠,口感爽脆,虾油味突出。

(6)食疗作用:莴苣有利五脏,开胸膈,顺气,通经脉,健筋骨,洁齿明目,清热解毒之功效。莴苣中的碳水化合物含量较低,而矿物质、维生素则含量较丰富,尤其是含有较多的烟酸。烟酸是胰岛素的激活剂,糖尿病患者经常吃些莴苣,可改善糖的代谢功能。莴苣中还含有一定量的微量元素锌、铁,特别是莴苣中的铁元素很容易被人体吸收,经常食用新鲜莴苣,可以防治缺铁性贫血。莴苣中的钾离子含量丰富,是钠盐含量的 27 倍,有利于调节体内盐的平衡。对于高血压、心脏病等患者,具有促进利尿、降低血压、预防心律失常的作用。莴苣还有增进食欲、刺激消化液分泌、促进胃肠蠕动等功能。但是,如果过多地或是经常食用莴苣,由于莴苣中的莴苣生化物对视神经有刺激作用,会发生头昏嗜睡的中毒反应,导致夜盲症或诱发其他眼疾,故不宜多食。多食莴苣引起的夜盲和眼疾只需停食莴苣,几天后就会好转。还有以下作用。

①止腹痛。儿童们腹部受了寒冷,或者成年人受到风寒,腹部隐隐作痛,可将莴苣的茎和叶,捣烂后放锅内煮熟,作为饮品,能止腹痛。

②止牙出血凡是身体虚弱,阴分不足,齿缝间时常出血,或鼻部干燥,易鼻出血。均可

用莴苣茎切片煮熟加酱油或食盐拌食,以治疗和减少出血情况。

③通小便。小儿小便不利时,可用莴苣茎和叶,捣烂如泥,涂敷肚脐之上,便可渐渐通畅;涂敷莴苣的泥饼要用热水温热,免得受冷。敷布的位置,要离开脐眼,敷在肚上。或预先用棉花或纱布填塞脐眼,免得液汁浸入。

(九)糖醋胡萝卜

(1)主料:胡萝卜 400 克。

(2)调料:食盐 3 克,白糖 50 克,醋 50 克,香油 10 克。

(3)制作:将胡萝卜洗净,沥去水分,用刀切成两片,平放在砧板上用刀拍碎;白糖、食盐、香油、醋调成卤汁。胡萝卜片平放盘中,叠成馒头形,浇上卤汁即成。

(4)营养分析:胡萝卜中含有丰富的活性酶,生食可有效地促进代谢;胡萝卜中还含有大量的钾、磷、钙、铁、维生素 K、维生素 C 等物质,这样就可以有效地提高血液含量、碱化血液并有利尿、溶石作用,对痛风患者十分有利。每 100 克胡萝卜含碳水分合物 7.6 克,蛋白质 0.6 克,脂肪 0.3 克,钙 30 毫克,铁 0.6 毫克,胡萝卜素 3.62 毫克(相当于 1981 国际单位的维生素 A)。胡萝卜中含有很多能促进代谢、帮助消化的苷酶、触酶、淀粉酶、糖化酶等有益成分,同时还含有葡萄糖、氧化酶腺素、失水戊糖、气化黏液素、组氨酸、胆碱等成分,能有效协助人体将摄入体内的有害物质分解代谢出体外。胡萝卜具有有超强促进肝、肾代谢的功能,它能快速协调五脏平衡,在肽核酸的作用下将长期沉积在体内各部的痛风结石分解成水、二氧化碳和可溶性钠盐。长期食用胡萝卜可补充肝脏内的转氨酶,有效纠正代谢紊乱,调节尿酸,平衡血尿酸的浓度,缓解并消除痛风发作处的炎症,防止再次形成结石,从而达到治疗痛风的目的。胡萝卜富含维生素 K,能抗尿酸盐结晶,有效防止骨头粗大。胡萝卜对胆结石、肾结石也有很好地预防和治疗效果。此外,胡萝卜富含钾,为其他萝卜的几倍甚至几十倍。众所周知,钾可以调节细胞内适宜的渗透压和体液的酸碱平衡,参与细胞内糖和蛋白质的代谢,这对痛风患者血尿酸值的调节十分有利。

(5)推荐理由:营养分析:胡萝卜属碱性食品。《食性本草》认为,胡萝卜能"行风气,去邪热,利大小便"。《随息居饮食谱》也说它能"御风寒"。胡萝卜中含有丰富的活性酶,生食可有效地促进代谢。色泽鲜艳,甜酸适宜,香脆爽口。

(6)胡萝卜功效

①益肝明目。胡萝卜含有大量胡萝卜素,有补肝明目的作用,可治疗夜盲症。

②利膈宽肠。胡萝卜含有植物纤维,吸水性强,在肠道中体积容易膨胀,是肠道中的"充盈物质",可加强肠道的蠕动,从而利膈宽肠,通便防癌。

③健脾除疳。胡萝卜含有胡萝卜素转变成维生素 A,是骨骼正常生长发育的必需物质,有助于细胞增殖与生长,是机体生长的要素,对促进婴幼儿的生长发育具有重要意义。

④增强免疫功能。维生素 A 有助于增强机体的免疫功能,在预防上皮细胞癌变的过程中具有重要作用。胡萝卜中的木质素也能提高机体免疫机制,间接消灭癌细胞。

⑤降糖降脂。胡萝卜还含有降糖物质,是糖尿病患者的良好食品,其所含的某些成分;如槲皮素、山柰酚能增加冠状动脉血流量,降低血脂,促进肾上腺素的合成,还有降压、强心作用,是高血压、冠心病患者的食疗佳品。

(7)应用人群:适宜癌症、高血压、夜盲症、干眼症、营养不良、食欲缺乏、皮肤粗糙者等。